老年多维健康评估工具

伊向仁　编著

U0238781

山东大学出版社
SHANDONG UNIVERSITY PRESS
·济南·

图书在版编目(CIP)数据

老年多维健康评估工具/伊向仁编著.—济南：
山东大学出版社,2021.8（2023.10 重印）
ISBN 978-7-5607-6607-2

Ⅰ.①老… Ⅱ.①伊… Ⅲ.①老年人－健康状况－评
估 Ⅳ.①R161.7

中国版本图书馆 CIP 数据核字(2021)第 180446 号

策划编辑	姜　山	
责任编辑	李昭辉	
封面设计	张　荔	

出版发行	山东大学出版社
社　　址	山东省济南市山大南路 20 号
邮政编码	250100
发行热线	(0531)88363008
经　　销	新华书店
印　　刷	济南巨丰印刷有限公司
规　　格	720 毫米×1000 毫米　1/16
	7 印张　120 千字
版　　次	2021 年 8 月第 1 版
印　　次	2023 年 10 月第 2 次印刷
定　　价	28.00 元

前 言

我国的人口老龄化进程正在不断加快。面对老年人逐渐增加的健康需求,创建老年人疾病防治新模式,科学有效地实施老年人健康管理是实现健康老龄化的必然要求。学术界曾用患病率、健康期望寿命等指标来评价老年人的健康状况,但难以全面反映老年人的健康状态。对老年人的健康评估也不应仅考虑其生理方面,要同时兼顾其精神心理、社会支持及经济环境等方面。因此,从老年人的整体健康出发,多维度、全面、科学地开展健康评估就成了实施老年人健康管理的重要方法之一,包括健康监测、健康评估及健康干预,其中健康评估尤为重要。对老年人健康状况的综合评估需要构建一套完整、多维度、全面、科学实施的老年健康评估体系,从多个维度对老年人的各项健康状况进行评估,并运用所构建的健康评估指标体系,全面分析老年人的健康状况,探索健康管理的效果及影响健康的指标因素,进而为完善我国的养老服务、医疗行业以及社会保障机制提供参考。

老年综合健康评估可以较为全面地反映老年人的健康状况,目前在国外开展得较为广泛,其评估方法也较为系统。在我国,相关研究虽较之前有了长足发展,但与国外相比还有较大差距,主要体现在三个方面:一是评估量表的缺乏,我国目前所用量表多由国外量表直接翻译而成,或将多种国外量表组合而成,其是否适合我国国情、符合我国老年人身心变化的趋势,还需要进一步利用大样本人群展开论证;二是应用对象比较局限,目前国内的评估对象多为社区老年人群,而国外的老年人综合健康评估则更广泛地针对医院、疗养院或是某一特殊患病人群;三是缺乏后续的干预措施或资源调整方案。目前我国的老年综合健康评估(comprehensive geriatric assessment,CGA)研究主要是描述性研究,多是对研究对象健康状况及危险因素的调查,在评估后如何根据评估结果或发现的问题进行干预、制订更加个体化的治疗方案,还需要进一步探索。

总之,笔者在本书中对目前国内外的老年综合健康评估工具进行了总结,并介绍了老年综合健康评估工具的应用情况,以期为全面评估老年人的健康状况提供一定的科学依据。由于编著者水平所限,书中的不妥之处敬请读者批评指正。

伊向仁

2021 年 6 月

目 录

第一章　老年人资源与服务评价

老年综合健康评估是一个涉及多维度、多学科的过程,通常要求对老年人的躯体健康、功能状态、心理健康、社会支持和环境状况五大方面进行综合评估。老年综合健康评估可以揭示、描述并解释老年人的多种健康问题,对老年人的各类资源和优势进行分类,评估老年人的医疗服务需求,协调健康管理计划等。

老年综合健康评估有两大特点:一是多学科性,其不仅需要医生,而且还需要护士及其他卫生保健人员的参与;二是多维性,其不仅需要考虑医学问题,而且还需要考虑影响老年人身体功能和健康状况的环境和社会问题。老年综合健康评估的内容可随环境(如家庭、医院或疗养院)的不同而变化,但其核心内容包括功能状态、认知、情绪情感状态、社会支持、经济情况、营养状态、疾病及用药状况、老年症状(跌倒风险、意识模糊、尿失禁、视力或听力障碍)、健康管理目标和计划等。老年综合健康评估的对象既可以是社区里的一般老年人群,也可以是患病老年人群、住院老年人群、不同地区的某些特定老年人群等。需要指出的是,对于严重认知障碍、功能丧失、肿瘤晚期等重症老年疾病患者,从老年综合健康评估中获益较少,不适宜进行老年综合健康评估。

目前国际上对老年综合健康评估的模式并没有统一的规定,有些研究人员使用综合量表直接评估，有些研究人员则通过单项测量工具对老年人健康状况的各维度进行评估后再进行综合分析。经典的老年综合健康评估量表为"老年美国人资源与服务"（OARS）量表，该量表由美国杜克大学老年与人类发展研究中心于 1975 年编制，包括 OARS 多维功能评估问卷（OMFAQ）和服务评价问卷（SAQ）等。OMFAQ 可用于评估老年人 5 个维度上的功能，分别是社会资源、经济资源、心理健康、身体健康及日常生活活动；SAQ 可用于评估老年人的 24 类服务需求，如交通、护理、理财等。

我国的老年综合健康评估研究起步较晚，目前所用的量表大多是直接翻译的国外量表，或是在国外量表的基础上综合而成的，且均缺乏对大规模人群的使用数据。1994 年，夏昭林等曾结合我国国情对 OARS 量表进行了修改，形成了 OARS 量表中文版，该量表包括 6 个方面（躯体健康、日常生活、精神健康、社会健康、经济状况、卫生与社区服务利用情况），另外对老年人的一般情况和生活方式等也进行了记录，共计 322 个项目。对每位老年人的单维健康评估是根据本人回答情况、知情人提供信息及调查者观察的结果综合而成的。多维功能评价主要包括躯体健康、日常生活、精神健康、社会健康、经济状况这 5 项内容，对这 5 个方面的总结评分采用 5 分制：1 分为"很好"，2 分为"好"，3 分为"轻度障碍"，4 分为"中度或重度障碍"，5 分为"完全障碍"。这 5 项内容的评分之和为综合评分，代表老年人的综合健康状况，综合评分越高，表明老年人的综合健康状况越差。为方便根据老年人不同的健康状况布置不同的卫生工作重点，可对老年人的综合健康状况进行分级：5～10 分为健康状况优良，卫生工作重点是保持健康；11～14 分为健康状况一般，卫生工作重点是增进健康；15～30 分为健康状况较差，卫生工作重点是改善健康。现对 OARS 量表中文版的 6 个方面简介如下：

(1)躯体健康。躯体健康方面,主要调查老年人目前是否患有高血压、心脏病、脑血管病、糖尿病、慢性呼吸系统疾病、癌症等慢性躯体疾病。每种疾病为一个变量,用数字 1 和 0 分别表示患有和未患有某种慢性躯体疾病。慢性躯体疾病数为采用本研究调查问卷所得出的某位老年人同时所患慢性躯体疾病的数目,当慢性躯体疾病数为 0 时界定为未患有慢性躯体疾病,大于等于 1 时界定为患有慢性躯体疾病。调查的老年慢性病为调查前 1 年内确诊,或以前确诊但近年内有复发,并由调查者核实确认的慢性病。

(2)日常生活。日常生活方面,主要调查老年人日常生活自理能力的丧失情况,包括日常生活自理完全障碍和日常生活自理部分障碍。该量表中,评价日常生活的指标共有 13 项,分为 7 项工具性日常活动能力(IADL)指标和 6 项生理性日常活动能力(PADL)指标。其中,7 项工具性日常活动包括打电话、使用交通工具、购物、做家务、服药、做饭、理财,6 项生理性日常活动包括进食、穿衣、整理仪容、走动、上下床、洗澡。这些指标的完成情况分成三级:不需要任何帮助即可完成、需要部分帮助才能完成和需要完全帮助才能完成,分别赋分 2 分、1 分、0 分。计算总分时,将问题答案的分数相加,26 分表示功能良好,低于 26 分表示功能部分障碍,0 分表示功能完全障碍。其中,PADL 满分为 12 分,低于 12 分为 PADL 功能下降;IADL 满分为 14 分,低于 14 分为 IADL 功能下降。

(3)精神状况。对老年人精神状况的调查主要是询问老年人对自己心理各方面健康状况的主观感觉和主观评价,如有无常常感到忧虑,觉得生活是否有趣或觉得生活一成不变、无聊,对目前生活的满意度等。

(4)经济状况。对老年人经济状况的调查主要包括有无稳定的经济来源、月收入,有无应付紧急需要的经济能力,能否做到收支平衡,是否参加了健康及医疗保险等。

(5)社会健康。对老年人社会健康的调查主要包括三个方面,即社会交往、社会支持和家庭支持程度、人际关系的好坏。具体来说,包括家庭及居住情况,婚姻状况及与子女亲属的关系,朋友关系及与社区组织的关系,一旦生病能否得到短期照护或长期照护等。

(6)卫生与社区服务利用情况。调查卫生与社区服务利用情况时,要求老年人回答利用社区服务资源的情况以及对基本的卫生服务项目的需求情况。服务资源包括交通工具、定期的娱乐和团体活动、个人照护和个人事务服务、心理咨询服务、定期系统评估、各种信息提供等。卫生服务需求涵盖了个人照护、照顾性雇用、护理性照顾、持续性监护、家庭病床、医生出诊、治疗性训练、医疗服务、定期系统评估9个方面。调查对象以"需要"或"不需要"进行单项选择回答。

OARS量表中文版的具体内容如下,在使用时,调查者应指导受访者根据自身的具体情况选择相应的选项。

一、基本情况

1.您的性别　(1)男　(2)女

2.您的籍贯(省、市、县)　(1)本市市区　(2)本市郊区　(3)外省市(请注明＿＿＿＿＿＿)

3.您的年龄为＿＿岁,出生日期为＿＿年＿＿月＿＿日。

4.您的文化程度　(1)文盲　(2)扫盲班　(3)初小　(4)高小

　　　　　　　　(5)初中　(6)高/中专　(7)大专　(8)本科

5.您是否吸烟　(1)不吸　(2)偶吸　(3)常吸　(4)戒烟

　a.主要吸烟类型　(1)1～2元/包　(2)3～5元/包

　　　　　　　　　(3)6～10元/包　(4)超过10元/包

b.吸烟量　(1)1~2 支/天　(2)3~5 支/天　(3)5 支/天

(4)10 支/天

c.开始吸烟年龄为____岁

d.戒烟年龄为____岁

e.戒烟原因为　(1)健康方面　(2)经济方面

(3)家人劝阻　(4)其他

6.您是否饮酒　(1)不饮　(2)偶饮　(3)常饮　(4)戒酒

a.主要饮酒类型　(1)啤酒　(2)黄酒　(3)葡萄酒

(4)白酒　(5)混合酒

b.饮酒量　(1)1~2 次/周　(2)3~5 次/周　(3)超过 5 次/周

c.每次饮酒____两

d.开始饮酒年龄为____岁

e.戒酒年龄为____岁

f.戒酒原因为　(1)健康方面　(2)经济方面　(3)家人劝阻

(4)其他

7.您是否饮茶　(1)不饮　(2)偶饮　(3)常饮

a.主要饮茶类型　(1)红茶　(2)绿茶　(3)其他

b.饮茶量　(1)1 杯/天　(2)2 杯/天　(3)超过 3 杯/天

c.开始饮茶年龄为____岁

8.职业史及接触有害因素情况

a.起止年月_____

b.工作单位_____

c.工种_____

d.接触有害因素种类_____

e.接触时间_____

9.您的住宅附近有影响身体健康的因素吗?

(1)有 (2)无 (3)不知道

a.若有,是什么有害因素(请详细写明_____)

二、躯体健康

10.您患病时一般去哪里诊治?

(1)从来不患病 (2)村卫生室/医务室 (3)乡医院、街道医院

(4)区/县医院 (5)老年医院 (6)市级医院 (7)私人诊所

(8)省级医院 (9)大型综合性医院

(10)社区卫生服务中心(卫生站)

11.除住院外,过去的 6 个月中,您一共去过____次医院(精神科除外)。

12.在过去的 6 个月中,您有多少天感觉到不太舒服,以至于无法继续开展平常的活动(如外出工作或整理家务)?

(1)没有 (2)少于 1 星期 (3)1 星期～1 个月

(4)1～3 个月 (5)4～6 个月 (6)6 个月

13.在过去的 6 个月中,您有____天曾因身体健康问题而住院。

14.在过去的 6 个月中,您有____天曾因身体健康问题住进老年医院或养老院。

15.您是否觉得除了看门诊外需要接受其他医疗照护或治疗?(请在下列选项前面对应的"是"或"否"的方框内打"√",方框前面的数字代表得分,下同)

1 □ 是

0 □ 否

16.过去的 1 个月中,您是否曾服用过下列药物?

1　　0

是　　否

□　□　1.关节炎药

□　□　2.止痛药

□　□　3.高血压药

□　□　4.利尿剂

□　□　5.强心剂(洋地黄)

□　□　6.硝化甘油(心绞痛药片或贴药)

□　□　7.抗凝血剂

□　□　8.促进循环的药物

□　□　9.因素林(注射用胰岛素,用于治疗糖尿病)

□　□　10.治疗糖尿病的其他药物

□　□　11.溃疡用处方药

□　□　12.癫痫药

□　□　13.治疗甲状腺疾病的药物

□　□　14.类固醇类药

□　□　15.抗生素(消炎药)

□　□　16.镇静剂或精神类药物

□　□　17.安眠药(每星期1次或更多)

□　□　18.雌/雄激素

您服用的药物一共有　种。

17.除上述药物外,您过去半个月中是否服用过其他药物?(如果有,

请列举)

1　□　无

2　□　有

18.目前您是否罹患下列疾病(请逐项作答,如回答"是",则回答其对您活动的影响有多大?)

1	0	1	2	3	
是	否	没有影响	有些影响	影响很大	
☐	☐	☐	☐	☐	1.关节炎或风湿
☐	☐	☐	☐	☐	2.青光眼
☐	☐	☐	☐	☐	3.气喘
☐	☐	☐	☐	☐	4.肺气肿或慢性支气管炎
☐	☐	☐	☐	☐	5.结核病
☐	☐	☐	☐	☐	6.高血压
☐	☐	☐	☐	☐	7.心脏疾病
☐	☐	☐	☐	☐	8.末梢神经循环障碍(手脚发麻或冰冷)
☐	☐	☐	☐	☐	9.糖尿病
☐	☐	☐	☐	☐	10.消化系统溃疡
☐	☐	☐	☐	☐	11.其他胃部/肠部疾病或胆囊问题
☐	☐	☐	☐	☐	12.肝病
☐	☐	☐	☐	☐	13.肾病
☐	☐	☐	☐	☐	14.其他泌尿道疾病(包括前列腺疾病)
☐	☐	☐	☐	☐	15.癌症
☐	☐	☐	☐	☐	16.白血病
☐	☐	☐	☐	☐	17.贫血
☐	☐	☐	☐	☐	18.脑卒中

□　□　□　□　□　19.帕金森病

□　□　□　□　□　20.癫痫

□　□　□　□　□　21.脑性麻痹

□　□　□　□　□　22.肌肉萎缩症

□　□　□　□　□　23.脊髓灰质炎

□　□　□　□　□　24.甲状腺或其他腺体疾病

□　□　□　□　□　25.皮肤疾病(如疮、足部溃疡、严重烧伤)

□　□　□　□　□　26.语言障碍

您患的疾病共＿＿＿种,总分为＿＿＿分。

19.您有没有任何生理失能情形,如全身或部分瘫痪、肢体残缺/无功

能或骨折?

0　□　没有

1　□　全身瘫痪

2　□　部分瘫痪

3　□　肢体残缺/无功能

4　□　骨折

20.您的视力如何(戴眼镜或隐形眼镜)?

1　□　很好

2　□　好

3　□　普通

4　□　不好

5　□　全盲

21.您的听力如何(未戴助听器)?

1　□　很好

2　□　好

3　□　普通

4　□　不好

5　□　全聋

22.目前您是否有任何其他生理问题或疾病,严重地影响了您的健康(如果回答"是",请详细说明)

1　□　是

0　□　否

23.在您日常生活的全部或大部分时间里,您是否使用下列支持性装置?

1　　2

是　　否

□　□　拐杖(包括三点着地式)

□　□　助行器

□　□　轮椅

□　□　腿支架

□　□　背支架

□　□　义肢

□　□　助听器

□　□　人工肛门

□　□　导尿管

□　□　可携带式腹膜透析设备(CAPD)

□　□　其他(请详细说明,如假牙)

您使用的支持性装置共____种。

24.您是否需要任何您现在没有的支持性装置(如辅助器具、义肢、假牙等)?

　　1　☐　　是(续答 a)

　　0　☐　　否

　　a.您需要什么支持性装置(请详细说明_____)

25.您是否定期地参与任何一项剧烈运动(如徒步旅行、慢跑、打球、骑自行车或游泳)?

　　1　☐　　是(续答 a)

　　0　☐　　否

　　a.您参加的是何种运动(请详细说明_____)

26.您认为目前您整体的健康状况如何?

　　3　☐　　很好

　　2　☐　　好

　　1　☐　　普通

　　0　☐　　不好

27.您认为目前您的健康情形与 5 年前相比如何?

　　2　☐　　更好

　　1　☐　　差不多

　　0　☐　　不好

28.您的健康问题对您去做您想做的事影响有多大?

　　2　☐　　没有影响

　　1　☐　　有一些影响

　　0　☐　　影响很大

三、日常生活

　　现在想请您回答一些有关日常生活的问题,这些活动都是日常生活中所需要完成的,我们想知道您的情况,即您能在没有任何帮助的情况下完成这些活动,还是需要一些帮助方可完成,抑或是您无法完成这些活动。

(一)工具性日常活动

29.您能自行使用电话吗?

    2 □ 不需要任何帮助,包括查号码和拨号

    1 □ 需要一些帮助(能接电话,但拨号、查号时需要帮助)

    0 □ 完全无法使用电话

30.您是否能自行前往步行无法达到之处?

    2 □ 不需要任何帮助(自行骑脚踏车、搭乘公共汽车或出租车)

    1 □ 需要一些帮助(需要有人帮助或同行)

    0 □ 除非有特殊的安排(比如救护车等),否则无法前往

31.您能自行上街购物、买衣服吗(假设有交通工具)?

    2 □ 不需要任何帮助(假设有交通工具的话,您能自行购置所有您需要的物品)

    1 □ 需要一些帮助(在所有的购物场合,您均需要有人随行)

    0 □ 无法上街购物

32.当您一个人必须准备三餐时,您能自行准备吗?

    2 □ 不需要任何帮助(可以自行开菜单、准备材料并烹煮食物)

    1 □ 需要一些帮助(可以自行准备材料,但无法自行烹煮食物)

    0 □ 无法自行准备

33.您能自行处理家务吗?

    2 □ 不需要任何帮助(能清洁地板等)

    1 □ 需要一些帮劫(能处理一些较不费力的家务,但粗重的家务需要协助)

    0 □ 完全无法处理任何家务

34.您能自行服药吗？

    2 ☐   不需要任何帮助（可以在正确的时间内服用正确的药物）

    1 ☐   需要一些帮助（如果有人准备或有人提醒，则可以自行服药）

    0 ☐   无法自行服药

35.您能自行处理财务吗？

    2 ☐   不需要任何帮助（付现金、记账、开支票等）

    1 ☐   需要一些帮助（能管理每日的开销，但需要有人保管存折以及代缴各类账款）

    0 ☐   无法处理自己的财务

（二）生理性日常活动

接下来，需要受访者回答下列有关自己日常活动能力的问题：

36.您能自行用餐吗？

    2 ☐   不需要任何帮助（能完全自行用餐，且在合理的时间内完成）

    1 ☐   需要一些帮助（如需要有人帮忙切碎、盛饭等）

    0 ☐   无法自行用餐（需要由他人喂食或灌食）

37.您能自行穿衣、穿鞋吗？

    2 ☐   不需要任何帮助（能自己拿衣物，穿上并脱下衣服）

    1 ☐   需要一些帮助（如扣扣子、系鞋带、取衣物等）

    0 ☐   完全无法自行穿衣、穿鞋

38.您能自行整理自己的仪容吗（如梳头、刮胡须等）？

    2 ☐   不需要任何帮助

    1 ☐   需要一些帮助（如容易刮伤、抬手有困难、看不清楚等情形）

    0 ☐   无法自行整理自己的仪容

39.您能自行走动吗？

    2 ☐   不需要任何帮助（可使用拐杖）

1　☐　需有人从旁协助或使用助行器、腋下拐等,或可自行使用轮椅

0　☐　无法自行走动

40.您能自行上下床吗?

2　☐　不需要任何帮助

1　☐　需要一些帮助(如需人协助,如需要搀扶;或借助辅助器具,如脚凳、拐杖等)

0　☐　完全依赖他人方可上下床(包括卧床患者)

41.您能自行沐浴或淋浴吗?

2　☐　不需要任何帮助

1　☐　需要一些帮助(如擦背或其他部位,或拧毛巾、打水,或需扶着扶手方可进出浴盆)

0　☐　无法自行沐浴或淋浴

42.您是否会来不及上厕所?

2　☐　否

1　☐　是(续答 a)

0　☐　有导尿管或人工肛门

a.您来不及上厕所的频率有多高(不论白天还是晚上)?

1　☐　每星期 1～2 次

0　☐　每星期 3 次及以上

43.有没有人协助您上街购物、做家务、洗澡、穿衣及四处走走?

1　☐　有(续答 a、b)

0　☐　没有

a.谁是主要协助者? 与您的关系是_____

b.除上述外还有谁? 与您的关系是_____

四、精神健康状况

接下来需要问受访者一些有关其生活满意度的问题：

44.您经常感到忧虑吗？

    0 ☐   经常

    1 ☐   偶尔

    2 ☐   几乎不曾感到忧虑

45.一般而言，您觉得生活是有趣的、一成不变的还是无聊的？

    1 ☐   有趣的

    2 ☐   一成不变的

    3 ☐   无聊的

    4 ☐   无所谓

46.整体而言，您会如何形容目前生活的满意度？

    2 ☐   良好

    1 ☐   普通

    0 ☐   不佳

47.请您依据目前的情形，用"是"或"否"回答下列问题，这些问题没有所谓的对与错，只有最适合您的答案；也许问题会不适合您，但也请您依据最接近您的情况回答"是"或"否"。

(1)清晨起床时，您大多时候是否能很快醒来并已获得充分的休息？

(2)您的日常生活中是否充满了有趣的事？

(3)您是否曾经非常想离开家？

(4)是否没有人理解您？

(5)您是否有几天、几周或几个月不处理自己的任何事情，因为您提不起劲处理？

(6)您的睡眠是否断断续续、受到打扰？

(7)您大部分时间感到快乐吗？

(8)您是否觉得有人要陷害您？

(9)您是否有时觉得自己没用？

(10)过去几年,您是否大部分时候觉得心情不错？

(11)您是否一直觉得很虚弱？

(12)您有头痛的烦恼吗？

(13)您走路保持平衡有困难吗？

(14)您是否有心悸与呼吸急促的表现？

(15)即使是与旁人在一起,您大部分时间是否仍觉得孤独？

统计回答中"是"与"否"的个数

"是"计1分,"否"计0分,得出总分为_____分

48.您觉得您目前的精神或情绪健康状态如何？

    3　□　很好

    2　□　好

    1　□　普通

    0　□　不好

49.您目前的精神或情绪健康状态与5年前相比如何？

    2　□　较好

    1　□　相同

    0　□　较差

(六)服务利用

50.现在需要问受访者一些问题,是关于其目前正在接受或已经接受
的帮助,或是受访者觉得自己所需要的帮助的,通过这些问题不

仅是想了解有关受访者所得到的帮助的情况,而且还想了解受访者从家人或朋友那里所得到的帮助的情况。

交 通

(1)当您要去逛街购物、访朋友或看病时,是谁为您提供交通工具?

1 　 0

是 　 否

☐ ☐ 自己

☐ ☐ 家人

☐ ☐ 朋友、邻居

☐ ☐ 利用公共交通工具(公共汽车、出租车、火车等)

☐ ☐ 官方机构(请详细说明＿＿＿＿＿＿)

☐ ☐ 其他(请详细说明＿＿＿＿＿＿)

a.您平均每个星期外出几次?

0 ☐ 无

1 ☐ 少于1次

2 ☐ 1～3次

3 ☐ 4次及以上

b.您是否觉得在交通方面需要更多的帮助,以利于赴约、访友及外出办事情?

1 ☐ 是

0 ☐ 否

社会服务/娱乐活动

(2)在过去的6个月当中(从＿＿＿月开始),您是否曾经参加过任何老年大学课程,有计划且有组织的社会或娱乐活动,或是任何活动或团体呢(与工作相关的课程除外)?

1　□　是(续答 a、b、c)

0　□　否(跳答 c)

a.您每星期大约参加几次这类活动?

1　□　1次或少于1次

2　□　2～3次

3　□　4次及以上

b.您目前是否仍然参加这类活动或团体?

1　□　是

0　□　否

c.您是否觉得目前需要参加任何这方面的活动或团体?

1　□　是

0　□　否

心理健康服务

(4)在过去的 6 个月当中(从____月开始),您是否曾经因为个人或家庭的问题,或因为紧张或情绪上的问题而接受治疗或咨询?

1　□　是(续答 a、b、c、d)

0　□　否(跳答 d)

a.在过去的 6 个月当中,您是否曾经因紧张或情绪上的问题而住院?

1　□　是

0　□　否

b.在过去的 6 个月当中,因为上述问题,您曾经与医师(包括精神

科医师)或咨询人员面谈过几次?(不包括住院期间的面谈)

0　□　无,只在住院时接受治疗

1　□　少于4次(仅是偶尔或是为了评估才会谈)

2　□　4~12次

3　□　13次及以上

c.您目前是否仍然接受这类帮助?

1　□　是

0　□　否

d.您是否觉得因个人或家庭的问题,或是因紧张情绪方面的问题
而需要治疗或接受咨询?

1　□　是

0　□　否

个人照护服务

(6)在过去的6个月当中,是否曾经有人为您提供个人照护服务,如
帮您洗澡或穿衣、喂您吃饭或协助您上洗手间(不包括在医院内
接受的个人照护)?

1　□　是(续答a、b、c、d)

0　□　否(跳答d)

a.有谁曾经为您提供个人照护服务?

1　　0

是　　否

□　□　家人

□　□　朋友/邻居

□　□　受雇者

b.此人平均每天花多少时间为您提供个人照护服务？

1 □ 不到半小时

2 □ 半小时到一个半小时

3 □ 一个半小时以上

c.您目前是否仍然接受个人照护服务？

1 □ 是

2 □ 否

d.您是否觉得需要接受个人照护服务？

1 □ 是

0 □ 否

护理性照护

(7)在过去的 6 个月中,您是否曾接受过护理性照护,即是否曾有护理人员或其他人在医师的指导下为您提供治疗或药物？

1 □ 是(续答 a、b、c、d、e)

0 □ 否(跳答 e)

a.有谁曾经为您提供护理性照护？

1　　0

是　　否

□　□　家人

□　□　朋友、邻居

□　□　受雇者或社区护士

b.您平均每天得到几小时的护理性照护？

0 □ 仅是偶尔地照护(并非每天)

1 □ 仅是给予口服药物

2　□　不到半小时

3　□　半小时到一个小时

4　□　一个小时以上

c.在过去的 6 个月中,您曾经接受过多久的护理性照护?

1　□　不到 1 个月

2　□　1～2 个月

3　□　3 个月及以上

d.您目前是否仍然接受护理性照护?

1　□　是

0　□　否

e.您是否觉得需要接受护理性照护?

1　□　是

0　□　否

持续性监护

(9)在过去的 6 个月当中,您是否曾经需要接受持续性(24 小时)

监护?

1　□　是(续答 a、b、c)

0　□　否(跳答 c)

a.由谁曾经为您提供持续性监护?

1　　0

是　否

□　□　家人

□　□　朋友或邻居

□　□　受雇者

b.目前是否仍然有人为您提供持续性监护？

1 □ 是

0 □ 否

c.您认为是否需要有人为您提供持续性监护？

1 □ 是

0 □ 否

家访服务

(10)在过去的 6 个月当中,是否有人定期地(每星期至少 5 次)打电话或是亲自探访您,以确定您平安无事(假如受访者仍继续接受持续性监护,则只问 c;凡是居住在机构或与家人同住需要家访服务者,视为正在接受家访服务)？

1 □ 是(续答 a、b、c)

0 □ 否(跳答 c)

a.由谁为您提供家访或探视服务？

1 0

是 否

□ □ 家人

□ □ 朋友/邻居

□ □ 义工或受雇者、社区医务人员

b.目前是否仍然有人为您提供家访或探视服务？

1 □ 是

0 □ 否

c.您是否觉得需要有人为您提供家访或探视服务(假如受访者觉得自己需要接受持续性监护时,则此题请选"否",即得 0 分)？

1　□　是

0　□　否

老年人家庭病床

(11)是否需要给您设置家庭病床？

1　□　需要(续答 a)

2　□　不需要(续答 b)

a.您认为老年人家庭病床的费用每月多少钱较为合适？

1　□　低于 20 元

2　□　20～39 元

3　□　40～79 元

4　□　80～100 元

5　□　100 元以上

b.您不需要家庭病床的原因是？

1　□　身体很好,不需要

2　□　住房狭小,无法设置

3　□　负担不起费用

4　□　其他原因(请注明＿＿＿＿＿＿＿)

(12)您是否需要医生经常来出诊探视您？

1　□　需要(续答 a)

2　□　不需要

a.您认为每月医生来出诊探视您几次较为合适？

1　□　1～2 次

2　□　3～5 次

3　□　每周 2 次

b.您认为医生出诊探访费用每次多少钱较为合适？

1 ☐ 不到 1 元

2 ☐ 1～2 元

3 ☐ 3～5 元

4 ☐ 6～10 元

家事服务

(14)在过去的 6 个月当中,是否曾经有人定期帮助您处理例行的家

务事,如清洁工作、洗衣服等？ 也就是说,是否因为您无法做这

些事情,所以需要其他人来做呢？

1 ☐ 是(续答 a、b、c)

0 ☐ 否(跳答 c)

a.由谁为您提供家事服务？

1　　0

是　　否

☐　☐　家人

☐　☐　朋友、邻居

☐　☐　受雇者、机构人员或其他人员

b.目前是否仍然有人帮您做饭？

1 ☐ 是

0 ☐ 否

c.您是否觉得因为自己无法做饭而需要请其他人来帮您做饭？

1 ☐ 是

0 ☐ 否

个人事务性服务

(15)在过去的 6 个月当中,是否曾经有人帮您处理个人事务,如帮您
写信、代缴各类账款、申请各种补助等?

1　□　是(续答 a、b、c)

0　□　否(跳答 c)

a.有谁曾经向您提供个人事务性服务?

1　　0

是　否

□　□　家人

□　□　朋友、邻居

□　□　受雇者、机构人员或其他人员

b.目前您是否仍然接受他人协助处理个人事务呢?

1　□　是

0　□　否

c.您认为是否需要他人提供个人事务性服务?

1　□　是

0　□　否

系统性综合评估

(16)在过去的 6 个月当中,是否曾经有任何人(如医师或社区工作人
员)彻底地检视及评估您的整体状况,包括您的身体健康、心理
健康及您的社会及经济状况?

1　□　是

0　□　否(续答 a)

a.您认为是否需要有人用这样的方式来检测及评估您的整体状况?

1 □ 是

0 □ 否

服务需求

(18)您是否觉得需要下列各项服务?

1　　0

是　　否

□　□　照顾性雇用

□　□　与工作有关的教育性培训服务

□　□　与休闲有关的娱乐

□　□　治疗性训练

□　□　迁移和安置服务

□　□　医疗服务

□　□　其他服务(请注明_____)

51.问题 50 是问谁

1 □ 受访者

2 □ 提供情况者

3 □ 两者都问

52.您目前的婚姻状况

1 □ 未婚

2 □ 原配

3 □ 离婚

4 □ 丧婚

5　☐　再婚

6　☐　其他

53.您目前与哪些家人住在一起?

0　☐　独居

1　☐　配偶

2　☐　子女

3　☐　孙子女

4　☐　父母

5　☐　兄弟姐妹

6　☐　亲戚

7　☐　朋友

8　☐　受雇的照护者

9　☐　其他人(请注明＿＿＿＿＿＿＿＿)

54.您所认识的人中,有几位熟悉程度可去其家里家访?

1　☐　5位及以上

2　☐　3～4位

3　☐　1～2位

4　☐　无

55.过去1周内,您与您的亲友等通电话的频率为?

1　☐　每天1次以上

2　☐　2～6次

3　☐　1次

4　☐　无

56.过去1周内,您曾有几次外出访友,或亲友来探望您,或与他人一同外出办事?

1　□　每天 1 次以上

2　□　2～6 次

3　□　1 次

4　□　无

57.您是否有可以信赖或愿意向其吐露心事的亲友？

1　□　有

2　□　无

58.您是否有孤独的感觉？

1　□　常常有

2　□　有时候有

3　□　几乎未曾有过

59.您想见的亲友是否随时可以见到？

1　□　想见就可以见到

2　□　有时想见见不到

60.是否有人在您生病时或行动不便时帮助您？

1　□　是(续答 a、b)

2　□　没有人愿意,也无能力帮助

a.是否有人在您生病时或行动不便时照护您？

1　□　有人无限期照护

2　□　有人可短期照护(半年之内)

3　□　有人可偶尔照护

b.是谁提供上述照护(请注明,包括与您的关系＿＿＿＿＿＿＿＿)

61.您现在的工作情况是

1　□　退休但仍在工作(续答 a)

2　□　仍在工作(续答 a)

3 　□ 　离（退）休在家赋闲

4 　□ 　未工作过

a.您每天的工作时间为

1 　□ 　全天

2 　□ 　半天

3 　□ 　不固定

62.您一生中主要从事什么工作？

1 　□ 　无职业

2 　□ 　工人

3 　□ 　商业

4 　□ 　职业技术人员

5 　□ 　干部

6 　□ 　办事员

7 　□ 　服务人员

8 　□ 　个体户

9 　□ 　农民

10 　□ 　农民工

11 　□ 　其他

12 　□ 　家庭主妇

63.您的配偶是否有工作或曾经工作？

1 　□ 　是（续答 a）

2 　□ 　否

3 　□ 　未曾结婚

a.您的配偶主要从事_____职业

64.您的主要经济来源是

    1 ☐ 工资收入

    2 ☐ 离（退）休金

    3 ☐ 家属提供

    4 ☐ 民政补助

    5 ☐ 政府补助

    6 ☐ 其他

    7 ☐ 无

65.您每个月的总收入是多少？

    1 ☐ 200 元以下

    2 ☐ 201～400 元

    3 ☐ 401～600 元

    4 ☐ 601～800 元

    5 ☐ 801～1000 元

    6 ☐ 1000 元以上

66.您家中有____口人必须依靠上述收入为生。

67.您家有无

    1 ☐ 彩电

    2 ☐ 录像机

    3 ☐ 冰箱

    4 ☐ 空调机

    5 ☐ 微波炉

    6 ☐ 音响

    7 ☐ 独用厨房

    8 ☐ 电话

68.您家里的卫生设施是

　　1　□　使用公共厕所

　　2　□　马桶

　　3　□　蹲式厕所

69.您现在住的房子是

　　1　□　公房(续答 a)

　　2　□　私房(续答 b)

　　3　□　借住他人房子或帮他人照料房子(续答 b)

　　4　□　与子女或其他家人同住

　　a.您负担房租的

　　1　□　全部

　　2　□　部分(每月____元)

　　b.您是否接受原工作单位的房屋津贴?

　　1　□　是(每月____元)

　　2　□　否

　　3　□　未曾工作

70.您现在的住处是否安全舒适?

　　1　□　是

　　2　□　否

71.您的动产及不动产是否用以应付紧急需要?

　　1　□　是

　　2　□　否

72.您是否能做到收支平衡?

　　1　□　无法收支平衡

　　2　□　仅够收支平衡

3　□　负担日常开销没有困难

73.就您目前的经济情况来看,是否需要资助?

1　□　需要资助

2　□　不需要资助

74.您是否能自己负担起自己的伙食,或由别处获得经常性的资助?

1　□　自己负担

2　□　接受资助(续答 a)

a.您由何处获得资助

1　□　家人或朋友

2　□　原来的工作单位

3　□　民政机构

4　□　养老院等机构

75.您是否参加了健康及医疗保险?

1　□　参加了(续答 a)

2　□　自费未参加

a.您参加了何种医疗保险?

1　□　公费医疗

2　□　劳保

3　□　半劳保

4　□　合作医疗

5　□　商业健康保险

6　□　社会基本医疗保险

76.您认为与同龄人相比,您的经济状况如何?

1　□　较好

2　□　差不多

3　□　较差

77.您认为您的收入是否足以满足您的需要？

1　□　足够

2　□　刚好

3　□　不够

78.您是否有余钱可以买一些小奢侈品？

1　□　是

2　□　否

79.就您目前的经济状况而言,是否能应付日常所需？

1　□　是

2　□　否

以下问题询问提供情况者:

80.提供情况者住在:

1　□　与受访者同一住处

2　□　别处

81.您认为受访者的社会关系(数量)如何？

1　□　广泛、交往多

2　□　一般

3　□　较少

4　□　无

82.您认为受访者的社会关系(质量)如何？

1　□　令人满意、很好

2　□　一般

3　□　较差

4　□　很差

83.您认为受访者的经济收入情况如何？

1　□　收入颇丰且具有潜力

2　□　收入足够

3　□　收入勉强维持温饱但有结余

4　□　收入不够

5　□　收入根本不够

6　□　无

84.您认为受访者的日常活动能力如何？

1　□　很好

2　□　良好

3　□　个别活动不能自己完成

4　□　多项活动不能自己完成

5　□　几乎全靠帮助

6　□　完全失能

85.受访者在作出判断或决定时,是否表现良好且合理？

1　□　是

2　□　否

86.受访者能处理(调适)发生在其生命中的重大问题吗？

1　□　是

2　□　否

87.您认为受访者觉得生命是有趣和快乐的吗？

1　□　是

2　□　否

88.您认为与一般的同龄人相比,受访者的精神、情绪健康状况,或是最近的思考能力如何?

3 □ 很好

2 □ 好

1 □ 普通

0 □ 不好

89.您认为与 5 年前相比,受访者的精神、情绪健康状况,或是最近的

思考能力如何?

2 □ 较好

1 □ 差不多

0 □ 较差

90.您认为受访者最近的健康状况如何?

3 □ 很好

2 □ 好

1 □ 普通

0 □ 不好

91.您认为受访者的健康状况对于他想去做的事影响有多大?

2 □ 没有影响

1 □ 有一些影响

0 □ 影响很大

调查者在完成调查后,请立即回答下列问题:

92.此次调查的时间为____分钟。

93.此次调查从何处获得事实性资料?

1 □ 受访者

2 □ 亲戚

3　□　其他(请注明＿＿＿＿＿＿＿)

94.从受访者和(或)提供情况者那里所获得的事实资料可信度如何？

　　1　□　完全可信

　　2　□　大部分可信

　　3　□　小部分可信

　　4　□　完全不可信

95.由受访者所回答的前述问题(主观性问题)可信度如何？

　　1　□　完全可信

　　2　□　大部分可信

　　3　□　小部分可信

　　4　□　完全不可信

　　5　□　未获得答案(续答 a)

a.为什么受访者没有回答这些问题？(请给出明确的原因＿＿＿＿＿＿＿

　　＿＿＿＿＿)

96.下列哪项最能描述受访者生病或行动不便时,其所能获得帮助的

　　情况？

　　3　□　至少有 1 人能无限期地照顾受访者

　　2　□　至少有 1 人能短期地照顾受访者(数周到 6 个月)

　　1　□　受访者只能偶尔得到帮助,如带领就医、准备饮食等

　　0　□　受访者无法获得任何帮助(除了可能的紧急救援之外)

97.下列哪项最能描述受访者的社会关系？

　　3　□　非常令人满意,广泛的

　　2　□　尚能令人满意,足够的

　　1　□　不能令人满意,品质差

0 □ 几乎没有

98.就您所知,下列哪项最能描述受访者的收入情况?

1 □ 绰绰有余的

2 □ 足够的

3 □ 有点不够的

4 □ 完全不够

5 □ 完全无收入

99.就您所知,受访者有任何积蓄吗?

1 □ 有积蓄

2 □ 没有积蓄或只有一点点积蓄

100.就您所知,下列哪项最能描述受访者需要的满足程度

3 □ 衣、食、住、行和医疗照护需要能获得满足,且有能力购
买小奢侈品

2 □ 衣、食、住、行和医疗照护需要能获得满足,但没有能力
购买小奢侈品

1 □ 衣、食、住、行和医疗照护中有一项不能获得满足,且没
有能力购买小奢侈品

0 □ 衣、食、住、行和医疗照护需要中有两项及以上不能获得
满足,且没有能力购买小奢侈品

101.您认为受访者在做出判断或决定时,是否表现良好且合理?

1 □ 是

2 □ 否

102.您认为受访者是否能处理(调适)发生在其生命中的重大问题
(如丧偶、受伤生病、亲戚好友去世等)?

1 □ 是

0 □ 否

103.您认为受访者是否觉得生活有趣和快乐?

1 □ 是

0 □ 否

104.在访谈中,受访者有哪些行为让您印象最深刻(可多选)?

1　　0

有　　无

□　□　充满戒心

□　□　愉快且合作

□　□　沮丧和(或)悲伤

□　□　退缩或倦怠

□　□　害怕、不安或是极端紧张

□　□　焦虑

□　□　多疑

□　□　有怪异或不适当的思想和行为

□　□　话太多或过度兴奋、得意

105.受访者的体形是否过胖或是营养不良和憔悴?

0 □ 否

1 □ 过胖

2 □ 营养不良和憔悴

106.依下列 6 个等级,评估受访者最近的社会资源状况,并在最适当
等级前面的方框内打"√",社会资源可参考的题组为第 51～10
题、第 61 题、第 82 题、第 96 题和第 97 题。

1 □ 极佳的社会资源(受访者的社会关系令人非常满意且广
泛,至少有一人能无限期地照顾之)

2 □ 良好的社会资源(受访者的社会关系令人满意且广泛,至少有一人能无限期地照顾之;或者社会关系令人非常满意且广泛,但只有短期的帮助可利用)

3 □ 轻度的社会障碍(受访者的社会关系无法令人满意,品质差,互动少,至少有一人能无限期地照顾之;或者社会关系令人满意且适当,但可获得短期的帮助)

4 □ 中度的社会障碍(受访者的社会关系无法令人满意,品质差,互动少,只能获得短期的帮助;或者社会关系差强人意或令人满意,但只是偶尔能获得帮助)

5 □ 重度的社会障碍(受访者的社会关系无法令人满意,品质差,互动少,只是偶尔能获得帮助;或者社会关系差强人意或令人满意,但连偶尔的帮助也没有)

6 □ 完全的社会障碍(受访者的社会关系无法令人满意,品质差,互动少,连偶尔的帮助都没有)

107.依下列 6 个等级,评估受访者最近的经济资源状况,并在最适当等级前面的方框内打"√",经济资源可参考的题组为第 61～79 题、第 83 题和第 97～99 题。

1 □ 经济资源极佳(受访者收入充裕,受访者有储蓄)

2 □ 经济资源令人满意(受访者收入充裕,受访者没有储蓄;或者收入足够,受访者有储蓄)

3 □ 经济资源轻度障碍(受访者收入足够,受访者没有储蓄;或者收入有些不够,受访者有储蓄)

4 □ 经济资源中度障碍(受访者收入有些不够,受访者没有储蓄)

5 □ 经济资源重度障碍(受访者收入根本不够,受访者也许

有或没有储蓄）

6 □ 经济资源完全障碍（受访者完全没有收入或储蓄）

注意：假如受访者所有的需要都能获得满足，则被视为收入足够。

108.依下列 6 个等级，评估受访者最近的精神健康状况，并在最适当等级前面的方框内打"√"，精神健康状况可参考的题组为第44～49 题、第 85～89 题和第 103～108 题。

1 □ 极佳的精神健康状况（受访者理智地享受生活，可轻松处理生活中的一般事务及主要问题，且无任何精神病症状）

2 □ 良好的精神健康状况（受访者可圆满处理生活中的一般事务及主要问题，智力没有问题，亦无精神病症状）

3 □ 轻度的精神损害（受访者有轻度的精神病症状，或有轻度的智力损伤，可圆满解决生活中的一般事务性问题，但无法应付主要问题）

4 □ 中度的精神损伤（受访者有明显的精神病症状，或有中度的智力损伤，可作出一般性的决定，但无法处理生活中的主要问题）

5 □ 重度的精神损伤（受访者有严重的精神病症状，或有重度的智力损伤，且会干扰每天生活中的日常判断和决定）

6 □ 完全的精神损伤（受试者存在精神问题和智力损伤，由于存在明显的异常或潜在的伤害性行为，因此需要间歇性地或连续性地监护）

109.依下列 6 个等级，评估受访者最近的身体健康状况，并在最适当

等级前面的方框内打"√",身体健康状况可参考的题组为第
10～28题、第88题、第89题和第98题。

1　□　极佳的身体健康状况(受访者经常或偶尔从事剧烈运
　　　　动)

2　□　良好的身体健康状况(受访者没有明显的疾病或残障,
　　　　仅接受例行性的医疗照护,如每年一次的健康检查)

3　□　轻度的身体障碍(受访者仅有轻度的疾病或障碍,可通
　　　　过治疗或矫正措施而获得改善)

4　□　中度的身体障碍(受访者有一种及以上的障碍,若不是
　　　　非常痛苦,就是需要持续的医疗照护)

5　□　重度的身体障碍(受访者有一种及以上的障碍,该损伤
　　　　不是非常痛苦或对生命有威胁,就是需要全面地治疗)

6　□　完全的身体障碍(受访者卧床,而且需要全天候的医疗
　　　　协助或护理照护以维持生命)

110.依下列6个等级,评估受访者最近的日常活动能力,并在最适当
　　等级前面的方框内打"√",日常活动能力可参考的题组为第
　　29～43题。

1　□　日常活动能力极佳(受访者不需要任何协助且能轻易地
　　　　进行日常生活活动)

2　□　日常活动能力良好(受访者不需要任何协助地进行日常
　　　　生活活动)

3　□　日常活动能力轻度失能(受访者除了1～3项日常生活
　　　　活动外,其余各项皆能自行完成;需他人协助的1～3项
　　　　日常生活活动并非每天都需要,可独自度过每一天而不
　　　　需要协助;能够自行准备饮食等)

4　□　日常活动能力中度失能(受访者至少有 4 项日常生活活动需要定期地接受协助,可独自度过每一天而不需要协助;或需要他人定期地协助自己准备饮食)

5　□　日常活动能力重度失能(受访者有许多日常生活活动每天都需要协助,但不需整个白天或整个晚上的协助)

6　□　日常活动能力完全失能(受访者需要整个白天或整个晚上地协助)

第二章 综合评价量表

综合评价量表(CARE)由巴里·古兰德(Barry Gurland)于1977年编制,其基本上是一个半结构化的量表,包括4项核心内容,共1500个项目,用于综合评估老年人的精神、医学、营养状态及经济、社会问题,旨在揭示、记录老年人的健康和社会情况。也正因为如此,该量表既适用于老年疾病患者,也适用于非老年疾病患者,另外还可用于评估服务的实效性。此后,又陆续编制了核心综合评价量表和简洁综合评价量表,包含抑郁症、阿尔茨海默病、活动障碍、主观记忆、睡眠、躯体症状六个方面,可用于对老年人认知功能的评价,得分越高表示受试者的认知功能越差。

进入21世纪后,对老年人的健康评估越来越全面,其中应用较为广泛的量表是老年评估系统问卷(elderly assessment system-care instrument,EASY-Care)。该问卷由美国和欧洲老年学专家组于1993年编制,后于1999年、2004年和2010年经过多学科专家团队不断调试和修订,目前最新且最常用的版本是EASY-Care(2010年版)。该版本包含三大部分的问卷,涉及身体、心理、社会及环境等方面。其中,第一部分为个人信息及病史;第二部分是对目前需求和优先需求事项进行评估,包括视听力和沟通能力、自理能力、日常活动、安全、居住和经济状况、精神健康和幸福感;第三部分是根据评估结果,对日常活动支持的需求、紧急入院的危险和跌倒的危险进行评分,最终确定老年人的优先需求及其他需求(其中包含美国老年人资源与服务多维评估问卷的部分条目)的情况及两个开放式问题;第三部分是根据第二部分评估的结果,对老年人的独立需求、入院风险和跌倒风险进行评分,得分范围分别为 0～100 分、0～12 分和 0～8 分,得分越高表示发生该不良事件的风险越高。由于耗时少、使用简便,该量表在世界卫生组织国家的初级保健应用中取得了良好的效果,且在研究中发现其克朗巴哈系数均不小于 0.70。

老年评估系统问卷(2010 年版)的具体内容如下:

老年评估系统问卷(2010 年版)

一、简介

对您的评估将获得您在健康和护理方面的需求和优先事项。您可以自己完成,或者由健康或社会护理专业人员帮助您。您可能希望您的家人或朋友参与完成对您的评估。在评估开始时,您可以记录关于您自己的以下信息(背景信息):个人资料、经历、评估的原因、病史。

二、对当前需求和优先事项的评估

在评估过程中,您会被问到以下方面的内容:视力、听力和沟通,自理能力,活动能力,个人安全,居住环境和财务,保持健康,心理健康和幸福感,您个人认为重要的其他信息和照顾您的人的意见等。在完成对您的评估后,将按照对您的重要性顺序,对已经确定的需求和问题进行总结记录。

三、总结得分

对老年评估系统问卷中的问题的回答可以用来得出受试者在日常生活活动中需要支持的总分,评估受试者是否有护理中断会导致紧急入院的风险以及跌倒的风险。

四、个人信息

(1)性别。

(2)年龄。

(3)您的居住地是?(城镇/郊区)

(4)您目前的婚姻状况是?(单身,已婚/同居,分居/离婚,丧偶)

(5)接受正规教育的年限。

(6)一般来说,您的家庭财务状况在月底时是怎样的?(人不敷出/刚好收支平衡/能剩下一些钱/结余较多)

(7)您通常的生活方式如何?(独自一人/夫妇两人/与大家庭一起/在护理院生活)

(8)您的职业状况如何?(全职工作/兼职工作/失业/家庭主妇/退休人员/学生)

(9)您照顾过别人吗?(是/否)

(10)是否有人为您提供照顾?(是/否/其他情况)

您可以记录关于您自己的细节、您的生活史、您的职业和您的兴趣。

五、评估的原因

用您自己的话,描述您为什么认为要进行这次评估。回答下面的问题可能会有所帮助:您目前的需要和担忧是什么?您经历这些问题有多久了？您有什么解决方案？您希望评估的结果会有什么变化？

六、病史

病史主要包括您目前的医疗状况摘要和目前使用的药物（完成表 2-1）。

表 2-1　目前使用的药物

药物	剂量	用药频率	用药目的

您过去 3 年的住院情况（完成表 2-2）。

表 2-2　过去 3 年的住院情况

住院日期	住院原因

七、具体评估

(一)视力、听力和沟通

(1)您的视力如何(包括戴上眼镜)？(能看见/有困难/完全看不清)

(2)您的听力如何(包括戴上助听器)？(能听见/有困难/完全听不到)

(3)您是否因为自身的语言问题而难以让别人理解自己？(没有困难/对某些人有困难/对所有人都有相当大的困难)

(4)您能使用电话吗？(不需要帮助/需要一些帮助,包括查找号码和拨号等/不能使用电话)

(二)自理能力

(1)您能自己洗脸、剃须、修剪头发吗？(能够完成,不需要帮助/能够完成,需要帮助/不能完成)

(2)您能自己穿衣服吗(包括扣扣子、拉拉链等)？(能够完成,不需要帮助/能够完成,需要帮助/不能完成)

(3)您能自己洗手洗脸吗？(能够完成,不需要帮助/能够完成,需要帮助/不能完成)

(4)您能自己洗澡吗？(能够完成,不需要帮助/能够完成,需要帮助/不能完成)

(5)您能自己做家务吗？(能够完成,不需要帮助/能够完成,需要帮助/不能完成)

(6)您能自己做饭吗？(能够完成,不需要帮助/能够完成,需要帮助/不能完成)

(7)您能自己进食吗？(能够完成,不需要帮助/能够完成,需要帮助/不能完成)

(8)您的口腔和牙齿有问题吗？（没有问题/有问题,并请注明_____
_____）

(9)您能自己吃药吗？（能够完成,不需要帮助/能够完成,需要帮助/
不能完成）

(10)您的皮肤有问题吗？（没有问题/有问题,并请注明_____）

(11)您的膀胱有问题吗（如尿失禁等）？（没有问题,或每天不超过
1次/有问题,每天1次以上/问题严重,需要他人照料）

(12)您的直肠有问题吗（如大便失禁等）？（没有问题,或每周不超过
1次/有问题,每周1次以上/问题严重,需要他人照料）

(13)您能自己上厕所吗？（能够完成,不需要帮助/能够完成,需要帮
助/不能完成）

(三)活动能力

(1)您能自己从床上移到邻近的椅子上吗？（能够完成,不需要帮助/
能够完成,需要帮助/不能完成）

(2)您的脚有问题吗？（没有问题/有问题,并请注明_____）

(3)您能在室内活动吗？（能够完成,不需要帮助/需要轮椅/能够完
成,需要帮助/不能移动）

(4)您能上下楼梯吗？（能够完成,不需要帮助/能够完成,需要帮助/
不能完成）

(5)您在最近12个月内有过跌倒吗？（没有/1次/2次及以上）

(6)您能外出活动吗？（能够完成,不需要帮助/能够完成,需要帮助/
不能完成）

(7)您能自己购物吗？（能够完成,不需要帮助/能够完成,需要帮助/
不能完成）

(8)您接受社会服务有问题吗？（没有问题/需要帮助/不能完成）

（四）个人安全

(1)您在家里觉得安全吗？（安全/不安全）

(2)您在外面觉得安全吗？（安全/不安全）

(3)您与他人在一起觉得受威胁或不适吗？（是/否）

(4)您是否感到因任何原因（如年龄、性别、种族、宗教信仰、残疾等）而受到歧视？（是/否）

(5)在生病或紧急情况下,是否有任何人能够帮助您？（是/否）

（五）居住环境和财务

(1)总的来说,您对您的住宿条件感到满意吗？（满意/不满意）

(2)您是否有能力管理您的金钱和财务事务？（是/否）

(3)您希望得到有关金钱和财务事务方面的建议吗？（是/否）

（六）保持健康

(1)您经常锻炼吗？（是/否）

(2)您在正常活动中是否会有喘不过气来的感觉？（是/否,如果回答为"是",请指明具体情况:在休息时/在晚上/在楼梯上/在家里）

(3)您吸烟吗？（是/否）

(4)您觉得您饮酒较多吗？（是/否）

(5)您经常检查血压吗？（是/否）

(6)您关注过自己的体重吗？（体重上升/体重下降/不关注）

(7)您及时接种疫苗吗？（是/否）

（七）心理健康和幸福感

(1)您是否能够坚持对您来说很重要的业余兴趣、爱好、工作和学习活动？（是/否）

(2)一般来说,您认为您的健康状况如何？（非常好/很好/好/一般/差）

（3）您感觉孤独吗？（从不/有时/经常）

（4）您经常保持乐观吗？（是/否）

（5）您最近是否遭受过任何他人去世的事件或丧亲之痛？（是/否）

（6）在过去的一个月里，您是否有睡眠障碍？（是/否，如果回答为"是"，请指明具体情况：非常轻微/轻微/中等程度/严重）

（7）在过去的一个月里，您是否经常因为感到沮丧、压抑或无望而烦恼？（是/否）

（8）在过去的一个月里，您是否经常因为对做的事情没有兴趣或乐趣而感到困扰？（是/否）

（9）您是否有任何关于记忆力下降或出现遗忘现象的担忧？（是/否）

（八）您个人认为重要的其他信息

在您的健康和护理方面，还有哪些问题对您来说是重要的？请说明。

（九）照顾您的人的意见

（1）关于您照顾的人，还有什么您认为重要的事情吗？

（2）作为照顾者，您是否有希望得到解决的问题？

（3）需求和优先事项记录：在表 2-3 中，请按照重要性的先后顺序记录下已确定的您的需求和优先事项。

表 2-3　需求和优先事项

需求	优先事项（最多 3 项）

(4)请记录下受试者的任何即时行动和需求。

（十）相关问题

以下问题将有助于进一步了解受试者的需求,避免对某些部分进行重复评估。

(1)您是否同意与其他参与照顾您的人分享这次评估中记录的信息?(是/否)

(2)此次评估的一些信息也可能被用来帮助规划未来对您的服务,您是否同意将本次评估中记录的信息用于帮助改善、计划未来的服务?(是/否)

(3)您是否有任何不希望被公开的具体信息?(是/否,如果回答为"是",请注明_____)

(4)您是否有任何不希望向其公开自己信息的机构或个人?(是/否,如果回答为"是",请注明_____)

七、相关评分

表 2-4 中所示的问题是与 EASY-Care 评估中与护理和支持的需要有关的,体现了受试者目前的需要和优先事项。得分越高,表示对护理和支持的需要越迫切。

表 2-4 与护理和支持的需要有关的问题

问题条目	评分标准	得分
您能使用电话吗?	不需要帮助(0 分) 需要一些帮助,包括查找号码和拨号等(2 分) 不能使用电话(3 分)	

续表

问题条目	评分标准	得分
您能自己洗脸、剃须、修剪头发吗?	能够完成,不需要帮助(0分) 能够完成,需要帮助(3分) 不能完成(5分)	
您能自己穿衣服吗(包括扣扣子,拉拉链等)?	能够完成,不需要帮助(0分) 能够完成,需要帮助(4分) 不能完成(6分)	
您能自己洗澡吗?	能够完成,不需要帮助(0分) 能够完成,需要帮助(3分) 不能完成(5分)	
您能自己做家务吗?	能够完成,不需要帮助(0分) 能够完成,需要帮助(2分) 不能完成(3分)	
您能自己做饭吗?	能够完成,不需要帮助(0分) 能够完成,需要帮助(2分) 不能完成(5分)	
您能自己进食吗?	能够完成,不需要帮助(0分) 能够完成,需要帮助(3分) 不能完成(8分)	
您能自己吃药吗?	能够完成,不需要帮助(0分) 能够完成,需要帮助(2分) 不能完成(4分)	
您的膀胱有问题吗(如尿失禁等)?	没有问题,或每天不超过一次(0分) 有问题,每天一次以上(6分) 问题严重,需要他人照料(8分)	
您的直肠有问题吗(如大便失禁等)?	没有问题,或每周不超过一次(0分) 有问题,每周一次以上(6分) 问题严重,需要他人照料(8分)	

续表

问题条目	评分标准	得分
您能自己上厕所吗？	能够完成,不需要帮助(0分) 能够完成,需要帮助(4分) 不能完成(7分)	
您能自己从床上移到邻近的椅子上吗？	能够完成,不需要帮助(0分) 能够完成,需要帮助(4分) 不能完成(7分)	
您能在室内活动吗？	能够完成,不需要帮助(0分) 需要轮椅(5分) 能够完成,需要帮助(7分) 不能移动(8分)	
您能上下楼梯吗？	能够完成,不需要帮助(0分) 能够完成,需要帮助(2分) 不能完成(4分)	
您能外出活动吗？	能够完成,不需要帮助(0分) 能够完成,需要帮助(3分) 不能完成(6分)	
您能自己购物吗？	能够完成,不需要帮助(0分) 能够完成,需要帮助(2分) 不能完成(4分)	
您接受社会服务有问题吗？	没有问题(0分) 需要帮助(2分) 不能完成(5分)	
您是否有能力管理您的金钱和财务事务？	是(0分) 否(4分)	
总分(0～100分):		

EASY-Care评估中,下列问题已被证明可以预测受试者入院风险的增加情况(见表2-5)。得分越高,表示入院的风险越高。

表 2-5 入院风险评估

问题条目	评分标准	得分
是否可以自己穿衣	是(0 分) 否(1 分)	
是否可以自己沐浴	是(0 分) 否(1 分)	
是否可以自己进食	是(0 分) 否(1 分)	
是否可以自己上厕所	是(0 分) 否(1 分)	
膀胱有无问题	是(0 分) 否(1 分)	
过去 12 个月内是否跌倒过	是(0 分) 否(1 分)	
是否出现体重下降	是(0 分) 否(1 分)	
一般健康状况	较好(0 分) 不好(1 分)	
过去的一个月里是否出现躯体疼痛	是(0 分) 否(1 分)	
是否抑郁、心境低落	是(0 分) 否(1 分)	
是否出现了兴趣丧失等	是(0 分) 否(1 分)	
是否出现了记忆丧失或遗忘	是(0 分) 否(1 分)	
总分(满分 12 分):		

EASY-Care 评估中的以下问题预测了受试者跌倒和(或)跌倒伤害增加的风险(见表 2-6),得分在 3 分以上者表示跌倒和(或)跌倒伤害增加的风险越高。

表 2-6　跌倒和(或)跌倒伤害增加的风险评估

问题条目	评分标准	得分
视力是否正常	是(0 分) 否(1 分)	是(0 分) 否(1 分)
移动能力是否正常	是(0 分) 否(1 分)	是(0 分) 否(1 分)
脚部是否有问题	是(0 分) 否(1 分)	是(0 分) 否(1 分)
过去一年是否跌倒一次以上	是(0 分) 否(1 分)	是(0 分) 否(1 分)
是否居家不出	是(0 分) 否(1 分)	是(0 分) 否(1 分)
在家里是否有安全感	是(0 分) 否(1 分)	是(0 分) 否(1 分)
在外面是否有安全感	是(0 分) 否(1 分)	是(0 分) 否(1 分)
酒精摄入是否过多	是(0 分) 否(1 分)	是(0 分) 否(1 分)
总分(满分 8 分):		

第三章　老年快速评估量表

由于现有的老年综合评估工具存在一定的局限和不足,因此美国圣路易斯大学莫利(J. E. Morley)博士的研究团队在研究老年综合健康评估工具的过程中编制了老年快速评估(rapid geriatric assessment,RGA)量表。RGA量表是一种能快速评估老年人健康状况的量表,主要针对老年人需要评估的核心内容开展评估,避免了常用的老年综合健康评估量表烦琐冗长的特点。整个RGA量表完成评估耗时不到4 min,能在较短的时间内发现老年人存在或潜在的关键问题,及时提出科学的指导和干预措施。同时,通过这种快捷的评估方式和评估过程,可以让医务人员能够在老年人发生重大疾病之前就予以充分的关注和重视,从而提高老年人的生活质量。此外,RGA量表已被证实在预防老年相关的残疾甚至死亡方面都有十分重要的意义和价值。RGA量表于2015年发表后,曾有墨西哥学者于2017年将其翻译为西班牙文版,但尚未查阅到国内有相关的中文翻译版,在此笔者对其进行了翻译,旨在为我国的老年综合健康评估工作提供一定的参考。

RGA量表由四个子量表构成,分别是简明衰弱量表(FRAIL)、少肌症量表(SARC-F)、简明营养评估量表(SNAQ)和快速认知筛查工具(RCS)。其中,在快速认知筛查工具中,每一个问题都有各自对应的得分。此外,有一项附加条目为评估老年人是否有事前指示,用"是"或"否"回答。事前指示也称"预先医疗指示",是一份法律文件,是指当事人因为生病或丧失工作能力,不再能够自己作出决定时,指明何人有权代替自己作出决定,或是选择医疗措施来保护自己的健康。

RGA量表还附带有健康手册,其中列出了所有与衰弱、认知减退等症状相关的可治疗病因,其图表清晰,易于理解,便于社区医务人员常规使用。在经由RGA量表评估后,根据被评估老年人的结果,结合其实际情况,可逐条找寻可能引起某项症状的原因,从而予以相应的健康宣教与指导。若经评估发现老年人的实际患病情况较为严重,应建议该老年人及时前往医院,寻求更进一步的专业医学治疗。由此可见,RGA量表可作为一个普查性量表,适用于所有的老年人,尤其适合用于社区普查。

RGA量表的优点主要有以下几点:

(1)该量表专门针对老年人设计,且基于老年综合评估量表,内容全面,涵盖面广,尤其是可以对老年人最常见的疾病或症状进行快速综合评估,评估结果具有较高的准确性和精确性。

(2)该量表设计简短,完成评估耗时不超过4 min,避免了老年人由于注意力和精力有限,难以长时间集中精力完成评估,造成评估结果不准确的可能性。

(3)该量表在表达上简洁明了,易于理解,既方便评估者快速评估,提高工作效率,又容易被评估对象接受,因此对目前应对老龄化问题以及合理运用有限的医疗资源具有十分重要的意义。

中文版老年快速评估量表的具体内容如下:

一、简明衰弱量表(FRAIL)

(1)疲倦(F):您是否会觉得疲乏?

(2)对抗力(R):您是否无法坚持走完一层楼的楼梯?

(3)有氧活动(A):您是否无法步行走完一条街区(200～300 m)?

(4)疾病(I):您是否目前患有5种以上的疾病?

(5)体重下降(L):您是否最近6个月体重下降了5%以上?

回答中有3个以上的"是"为衰弱,有1～2个"是"为衰弱先兆。

二、少肌症量表(SARC-F)

(1)力量(S):您提起4.5kg的东西有困难吗?("没有困难"计0分,"有点困难"计1分,"很困难/做不到"计2分)

(2)辅助行走(A):您行走穿过一间房间有困难吗?("没有困难"计0分,"有点困难"计1分,"很困难需要帮助/做不到"计2分)

(3)从椅子上起身(R):您从椅子上(或床上)起身有困难吗?("没有困难"计0分,"有点困难"计1分,"需要辅助设备才能做到"计2分)

(4)上楼梯(C):您上10级台阶有困难吗?("没有困难"计0分,"有点困难"计1分,"很困难/做不到"计2分)

(5)跌倒(F):您最近1年内跌倒过几次?("没有跌倒"计0分,"跌倒1～3次"计1分,"跌倒4次及以上"计2分)

计算总分,总分为4分以上提示有肌力减弱。

三、简明营养评估量表(SNAQ)

(1)您的食欲(　)

　　a.很差　b.差　c.一般　d.好　e.非常好

(2)您觉得食物的味道(　)

　　a.很差　b.差　c.一般　d.好　e.非常好

（3）当您进餐时（　）

　　a.吃几口就觉得饱了　　b.吃不到一半就觉得饱了

　　c.吃一半就觉得饱了　　d.全部吃完就觉得饱了

　　e.全部吃完还没觉得饱

（4）您进餐的情况为（　）

　　a.一日不到一餐　　　　b.一日一餐　　　　c.一日两餐

　　d.一日三餐　　　　　　e.一日四餐及以上

"a"为1分，"b"为2分，"c"为3分，"d"为4分，"e"为5分，计算总分，总分不超过14分表示近6个月有体重减轻5%的风险。

四、快速认知筛查工具（RCS）

（1）调查者请受试者记住5样东西（苹果、钢笔、领带、房子、汽车），然后说"等一下我会再问您"（给受试者读出每一个物品的名称，间隔约1 s）。

（2）调查者给受试者一支笔和一张画有时钟表盘的白纸，请受试者画出时钟刻度数，并标出10点50分指针所在的位置（时钟刻度标记正确得2分，时间标记正确得2分）。

（3）调查者询问受试者："我刚才让您记住的5件物品是什么?"（回答正确1个计1分）

（4）调查者给受试者讲下面的故事，请受试者认真听，讲完后问受试者跟故事有关的问题："小红曾是一名成功的股票经纪人，她在股市挣了很多钱，后来她遇上帅气的小明，与小明结婚并有了三个孩子，在兰州定居。小红辞职在家带孩子，等孩子们长大后，小红又重返工作岗位，一家人过着幸福的生活。"讲完故事后，调查者询问受试者："他们住在哪个省?"（答对得1分）

计算总分,8～10分为"正常",6～7分为"中度认知障碍",0～5分为"重度认知障碍"。

RGA量表附带的健康手册如表3-1所示。

表3-1 RGA量表附带的健康手册

	可治疗的病因	指导或建议
衰弱	维生素 B₁₂缺乏,贫血,睡眠呼吸暂停,抑郁,高血压或低血压	开展体育锻炼,参加社交活动
少肌症	纯素食,有氧运动缺乏,缺乏维生素 D	每天行走 20 min,坚持每周锻炼3～5次,补充蛋白质,练习连续5次从椅子上站起来,提4.5 kg重的东西锻炼臂力,补充维生素 D,每晚睡前喝酸奶
有体重减轻的风险	药物引起的厌食症,酗酒,口腔问题,抑郁,吞咽问题,腹部疾病,甲状腺功能亢进,高钙血症,高血糖,肾上腺低能症,肠道问题	少食多餐;向医生寻求帮助,看有无替代药物;戒酒
有认知障碍	使用抗胆碱能药物,视力或听力减弱,维生素 B₁₂缺乏,抑郁,心房纤颤	食用橄榄油,玩电脑游戏,社交,锻炼,认知刺激治疗

第四章　老年综合衰弱评估

第一节　衰弱评估量表

衰弱评估量表由国际营养与老年医学会下属的老年医学专家小组最先提出,他们认为,应当将衰弱视为一种机能障碍前状态,对衰弱的评估应当排除机能障碍等相关因素,即应当排除影响正常日常生活行为能力的生理功能障碍。衰弱评估量表的评估内容包括疲劳、低抵抗力、低移动能力、体重下降、是否患多种疾病等。衰弱评估量表的评估项目如下(回答为"是"计1分,回答为"否"计0分)。

(1)过去4周内您是否感觉疲乏无力?

(2)在不使用助行器的情况下,您独自一人是否可以连续上楼梯不超过10个台阶(一层楼)?

(3)在不使用助行器的情况下,您独自一人是否可以连续走过一个街区(距离不超过300 m)?

(4)您是否患有医生诊断的五种及以上的疾病?

(5)过去一年中,您体重下降是否超过5%?

(6)您是否吸烟？

(7)您是否饮酒？

(8)您是否有过敏史？

(9)您是否大便失禁(即过去的一个月内有难以控制的超过一次成形大便或超过两次非成形大便)？

(10)您是否便秘(即过去六个月内每周排便次数不超过三次)？

(11)您是否小便失禁？

(12)您在进食或饮水时是否会反复发生呛咳？(若有洼田饮水试验结果,请注明＿＿＿＿＿＿＿＿)

(13)您是否有口腔或牙齿问题而影响正常进食？

得分越高,说明受试者的衰弱情况越严重。此外,如果是住院患者,还要调查下列基本临床情况和入院信息(选择相应的选项):

(1)入院方式:①行走　②轮椅　③平车

(2)婚姻状况:①已婚　②未婚　③离异　④丧偶

(3)文化程度:①硕士及以上　②本科　③大专、中专或高中
　　　　　　④初中　⑤小学　⑥文盲

(4)居住方式:①与配偶居住　②与子女同住　③独居在家
　　　　　　④养老院　⑤雇佣保姆

(5)医疗保障形式:①城镇居民医疗保险　②新农合
　　　　　　　　③省/市医疗保险　④自费
　　　　　　　　⑤商业医疗保险

(6)职业:①干部、公职人员或技术人员　②企业人员　③农民
　　　　④自由职业者　⑤无业

⑥其他情况(请注明＿＿＿＿＿＿＿＿)

(9)您从事日常活动(如看电视、看书、开车)时,会因视力不佳而受影

响吗?

①视力正常　②视力有下降但不影响生活

③视力有下降且影响生活

(7)调查者在受试者侧方距耳朵 15~30 cm 处轻声说话,评估其听力情况为:

①正常　②有下降但不影响生活　③有下降且影响生活

(8)目前您正在使用的药物共有多少种?

①五种及以上　②不超过五种

(9)您的睡眠情况如何?

①睡眠正常　②入睡困难　③易醒及早醒　④多梦　⑤打鼾

(10)本次入院疾病诊断(请注明＿＿＿＿＿＿＿＿＿)。

(11)在过去的 12 个月里,您住院的次数(请注明＿＿＿＿＿＿＿＿＿)。

第二节　营养风险筛查量表

营养风险筛查量表(nuitrition risk screen,NRS2002)是由欧洲肠外肠内营养学会编制的,是在 128 个临床随机对照研究的基础上提出的(见表 4-1)。NRS2002 量表包括三个组成部分:疾病严重程度与营养支持的关系、近期体重变化以及近期营养摄入变化、年龄。每个组成部分均采用评分的方法来对营养风险加以量度,评分 2~3 分时判断为存在营养不良的风险。NRS2002 量表能全面地评价受试者是否存在营养不良的风险,以及是否需要营养支持,量表的信度和效度均良好。此外,与其他营养评估工具相比,NRS2002 量表还具有评估过程简便、无创、易操作等特点。

表 4-1　营养风险筛查量表(NRS2002)

一、疾病状态	分数	若答案为"是"请在方框内打"√"
骨盆骨折或者慢性病患者合并有以下疾病:肝硬化、慢性阻塞性肺病、长期血液透析、糖尿病、肿瘤	1	
腹部重大手术、脑卒中、重症肺炎、血液系统肿瘤	2	
颅脑损伤、骨髓抑制、加护病患(APACHE评分超过 10 分)	3	
合计:		
二、营养状态		
营养状况指标(单选)	分数	若答案为"是"请在方框内打"√"
正常营养状态	0	
三个月内体重减轻超过 5%,或最近一个星期进食量(与需要量相比)减少 20%～50%	1	
两个月内体重减轻超过 5%,或 BMI 为 18.5～20.5,或最近一个星期进食量(与需要量相比)减少 50%～75%	2	
一个月内体重减轻超过 5%(或三个月内体重减轻超过 15%),或 BMI 低于 18.5(或人血白蛋白低于 35 g/L),或最近一个星期进食量(与需要量相比)减少 70%～100%	3	
合计:		
三、年龄		
年龄超过 70 岁加算 1 分	1	
四、营养风险筛查评估结果		
营养风险筛查总分:		
处理: □ 总分不低于 3.0,患者有发生营养不良的风险,需要营养支持治疗 □ 总分低于 3.0,若患者将接受重大手术,则每周应重新评估其营养状况		

第三节 简易精神状态评价量表

简易精神状态评价量表（mini-mental state examinatioh, MMSE）是一种由福尔斯坦（M. F. Folstein）等研究者编制的精神状态评价量表（见表4-2），主要用来评估老年人的智力认知能力。该量表包括定向力、记忆力、注意力和计算力、回忆能力和语言能力五大方面，共有30个条目，满分为30分，得分越高表示受试者的认知和智力状态越好。该量表于1988年由李格等翻译为中文版，其信度和效度良好，使用广泛。

表4-2 简易精神状态评价量表

	评估内容	错误	正确	得分
Ⅰ.定向力（10分）	检查者问受试者一些问题，多数都很简单，并希望受试者认真回答			
	今天是星期几	0	1	
	今天是几号	0	1	
	这个月是几月	0	1	
	现在是什么季节	0	1	
	今年是哪一年	0	1	
	您所在的是哪个省市	0	1	
	您所在的是哪个区、县	0	1	
	您所在的是哪个街道或乡	0	1	
	这里是什么地方	0	1	
	您住第几层楼	0	1	

续表

评估内容			错误	正确	得分
Ⅱ.记忆力 (3分)	检查者告诉受试者三样东西的名称,说完后请受试者重复一遍(回答出的词语正确即可,顺序不作要求)				
	皮球		0	1	
	国旗		0	1	
	树木		0	1	
Ⅲ.注意力 和计算力 (5分)	检查者请受试者算一算,从100中减去7,然后从所得的数继续减7算下去,请受试者将每减一个7后的答案告诉检查者,直到检查者说"停"为止(依次减5次,减对几次给几分,如果前面减错,不影响后面的评分)				
	100－7		0	1	
	93－7		0	1	
	86－7		0	1	
	79－7		0	1	
	72－7		0	1	
Ⅳ.回忆能力 (3分)	现在检查者请受试者说出刚才让其记住的是哪三样东西				
	皮球		0	1	
	国旗		0	1	
	树木		0	1	
Ⅴ.语言能力 (9分)	命名能力	检查者询问受试者物体的名称			
		回答出"手表"	0	1	
		回答出"铅笔"	0	1	
	复述能力	检查者请受试者跟自己说如下一句话			
		"大家齐心协力拉紧绳"	0	1	
	三步命令	检查者给受试者一张纸,请受试者按检查者说的去做			
		右手拿起纸	0	1	
		将纸对折	0	1	
		将纸放在左腿上	0	1	

续表

		评估内容	错误	正确	得分
V.语言能力 (9分)	阅读能力	检查者请受试者念一念下面这句话,并按这句话的意思去做(如受试者为文盲,则该项评为0分)			
		"请闭上您的眼睛"	0	1	
	书写能力	检查者请受试者写一个完整的句子,句子要有主语、谓语,能表达一定的意思(如患者为文盲,则该项评为0分)			
			0	1	
	结构能力	检查者请受试者照着下面的图案将其画出来			
			0	1	

评定总分:

评价标准:最高分为30分,得分为27~30分为正常,低于27分为认知功能障碍
认知功能障碍的分界值:
文盲组(未受学校教育),得分不超过16分
小学组(教育年限低于6年),得分为17~20分
中学或以上组(教育年限超过6年),得分为21~24分

严重程度分级方法:
轻度MMSE:得分不低于21分
中度MMSE:得分10~20分
重度MMSE:得分不超过9分

第四节　老年抑郁量表

老年抑郁量表用于对所有没有被诊断为抑郁状态或抑郁症新入院的患者进行抑郁状态的筛查。老年抑郁量表是由美国心理学家谢赫(J. I. Sheikh)和也萨维奇(J. A. Yesavage)于1986年编制的,并在此标准版本

的基础上进行设计、简化而形成了简化版老年抑郁量表(GDS-15),其信度和效度均良好。简化版老年抑郁量表(见图 4-3)更便于使用和评估,其包括五大因素,即不愉快因素、冷漠和焦虑因素、失去希望因素、记忆丧失因素和社会活动减少因素,共有 15 个问题条目,其中 10 个问题条目答"是"计 1 分,答"否"计 0 分;另外 5 个问题条目为反向计分条目,答"否"计 1 分,答"是"计 0 分。最终得分越高,表示受试者的抑郁倾向越明显。

表 4-3 简化版老年抑郁量表

问题(均为过去 1 周的感觉)	是	否
1.您对生活基本上满意吗?	0	1
2 您是否放弃了许多活动和兴趣爱好?	1	0
3.您是否觉得生活空虚?	1	0
4.您是否常感到厌倦?	1	0
5.您是否在部分时间感觉精神好?	0	1
6.您是否害怕会有不幸的事落到您头上?	1	0
7.您是否大部分时间感到快乐?	0	1
8.您是否经常感到无助(无援、无依靠)?	1	0
9.您是否愿意待在家里而不愿去做些新鲜的事?	1	0
10.您是否觉得记忆力比大多数人差?	1	0
11.您是否认为现在活着很开心?	0	1
12 您是否觉得像现在这样活着毫无意义?	1	0
13.您是否觉得您的处境毫无希望?	1	0
14.您是否觉得大多数人的处境比您好?	1	0
15.您集中精力有困难吗?	1	0
总分:		

评分标准:0~4 分为正常,5~8 分为轻度抑郁,9~11 分为中度抑郁,12~15 分为重度抑郁;第 1、5、7、11 题答"否"者计 1 分,其他题目答"是"者计 1 分。

第五节 莫尔斯跌倒风险评估量表

莫尔斯跌倒风险评估量表(Morse fall scale,MFS)是由美国宾夕法尼亚大学的珍妮丝·莫尔斯(Janice Morse)等学者于 1989 年编制的评估量表(见表 4-4),适用于评估住院患者的跌倒风险。莫尔斯跌倒风险评估量表已经被翻译成多种语言,在世界各地的医疗机构中得到了广泛的使用。

莫尔斯跌倒风险评估量表由 6 个问题组成,包含的问题条目的评分标准为:近 3 个月内有无跌倒史,是否存在 1 个以上的医学诊断,是否需要使用助行器具,是否需要药物治疗,步态/移动,精神状态。满分为 125 分,得分越高表示跌倒的风险越大。

表 4-4 莫尔斯跌倒风险评估量表

项目	评分标准
近 3 个月内有无跌倒史	无:0 分 有:25 分
是否存在 1 个以上的医学诊断	无:0 分 有:15 分
是否需要使用助行器具	否:0 分 轮椅、平车:0 分 拐杖、助跑器、手杖:15 分
是否需要药物治疗	否:0 分 是:20 分

续表

项目	评分标准
步态/移动	正常:0分 卧床休息:10分 轮椅:15分
	乏力:10分 损伤步态:20分
精神状态	自主行为能力:0分 无控制力:15分
总分:	

评分说明:总分0~24分为无危险,25~45分为低度危险,超过45分为高度危险。

第六节　压疮风险评估量表

压疮风险评估量表(见表4-5)是临床上常用的压疮风险评估量表,该量表将营养、移动能力、活动能力、潮湿、摩擦力和剪切力、感知等因素纳入其中,经过信度与效度测试,其敏感性及特异性较为平衡,适用于对内科、外科及老年病患者的评估,得分越低表示患压疮的风险越高。

表 4-5　压疮风险评估量表

评估内容	评估评分标准			
	4分	3分	2分	1分
感知	没有改变	轻度受限	大部分受限	完全受限
潮湿	很少潮湿	偶尔潮湿	经常潮湿	持久潮湿
活动能力	经常步行	可偶尔步行	局限于使用轮椅活动	卧床不起

续表

评估内容	评估评分标准			
	4分	3分	2分	1分
移动能力	不受限	轻度受限	严重受限	完全受限
营养	营养摄入良好	营养摄入适当	营养摄入不足	重度营养摄入不足
摩擦力和剪切力	—	无明显问题	有潜在问题	有此问题
评估总分：				

评分标准：总分15~18分为低度危险，13~14分为中度危险，10~12分为高度危险，不超过9分为极高度危险。

第七节　基本日常生活活动能力评估量表

基本日常生活活动能力评估量表由美国学者马奥尼（F. I. Mahoney）与巴塞尔（D. W. Barthel）编制，如表4-6所示，有广泛的应用，其信度和效度良好。基本日常生活活动能力评估量表包括10个方面的基本生活项目：进食、洗澡、修饰、穿衣、大便控制、小便控制、独立去厕所、床与轮椅之间的转移、平地行走、上下楼梯。该量表根据受试者在完成这些基本生活内容时所需要帮助的情况进行评分，一般分为"完全自理""部分自理""需要部分帮助""需要极大帮助"几种类型。量表评分满分为100分，满分表示受试者的自理能力为能够完全自理，若得分小于100分表示不能够完全自理，得分越高表示自理能力越强。

表 4-6　基本日常生活活动能力评估量表

评估内容	评分细则	得分
1.进食(是指用合适的餐具将食物由容器送入口中,包括用筷子、勺子或叉子取食物、对碗/碟的把持、咀嚼、吞咽等过程)	10分:可自己独立进食,即在合理的时间内独立进食(准备好的食物) 5分:需要部分帮助(某个进食步骤需要一定的帮助) 0分:需要极大的帮助或完全依赖他人	
2.洗澡	5分:准备好洗澡水后,可自己独立完成 0分:在洗澡的过程中需要他人帮助	
3.修饰(包括洗脸、刷牙、梳头、刮脸等)	5分:可自己独立完成 0分:需要他人帮助	
4.穿衣(包括穿/脱衣服、系扣子、拉拉链、穿/脱鞋袜、系鞋带等)	10分:可自己独立完成 5分:需要部分帮助(如能自己穿或脱衣服,但需要他人帮助整理、系扣子、拉拉链、系鞋带等) 0分:需要极大的帮助或完全依赖他人	
5.大便控制	10分:可控制大便 5分:大便偶尔失控(每周不超过一次) 0分:大便完全失控	
6.小便控制	10分:可控制小便 5分:小便偶尔失控(24小时不超过一次,每周超过一次) 0分:小便完全失控	
7.独立去厕所(包括擦净、整理衣裤、冲水等过程)	10分:可自己独立完成 5分:需要部分帮助(如需他人搀扶、帮忙冲水或整理衣裤等) 0分:需要极大的帮助或完全依赖他人	

续表

评估内容	评分细则	得分
8.床与轮椅之间的转移	15分:可自己独立完成 10分:需要部分帮助(如需要他人搀扶或使用拐杖) 5分:需要极大的帮助(如在较大程度上依赖他人的搀扶和帮助) 0分:完全依赖他人	
9.平地行走	15分:可自己独立在平地上行走 45 m 10分:需要部分帮助(如需他人搀扶,或使用拐杖、助行器等辅助用具) 5分:需要极大的帮助(如行走时在较大程度上依赖他人搀扶,或坐在轮椅上自行在平地上移动) 0分:完全依赖他人	
10.上下楼梯	10分:可独立上下楼梯 5分:需要部分帮助(如需扶楼梯、他人搀扶或使用拐杖等) 0分:需要极大的帮助或完全依赖他人	
总得分:		

评分标准:(1)能够生活自理:100分,日常生活活动能力良好,不需要他人帮助。

(2)轻度功能障碍:61～99分,能独立完成部分日常活动,但需要一定的帮助。

(3)中度功能障碍:41～60分,需要极大的帮助才能完成日常生活活动。

(4)重度功能障碍:不超过 40分,大部分日常生活活动不能完成或完全需要他人的照顾。

第八节 吞咽功能评估量表

使用吞咽功能评估量表进行评估时,检查者可先让受试者端坐,喝下

30 mL 温开水,观察所需的时间及呛咳情况,根据表 4-7 所示完成评级。

表 4-7 吞咽功能评估量表

1 级	能够顺利地一次咽下
2 级	分两次以上咽下,且能够不呛地咽下
3 级	能一次咽下,但有呛咳
4 级	分两次以上咽下,也有呛咳
5 级	全量咽下困难,频繁呛咳
评级:	

判断标准:

(1)正常:1 级或 5 s 之内完成。

(2)可疑:1 级但 5 s 以上完成,或 2 级。

(3)异常:3~5 级。

2 级以上者可经口进食;3 级及以下说明受试者存在吞咽功能障碍;5 级则说明受试者存在严重的吞咽功能障碍,应禁止经口进食。

第九节 血栓风险评估量表

血栓风险评估量表是由卡普里尼(J. A. Caprini)等学者研究编制的,并于 2009 年进行了修订(见表 4-8)。通过大量的大样本回顾性验证研究,证实了该量表的有效性和可行性,证明其可以有效地评估患者是否存在发生深静脉血栓(venous thromboembolism,VTE)的危险和危险的程度,并且有相应的推荐预防策略。该量表含有 40 个问题条目,包含了住院患者可能发生深静脉血栓的所有危险因素,根据每个问题条目对发生深静脉血栓的不同影响赋分。

表 4-8　血栓风险评估量表

风险评估赋分	危险因素	得分
5 分/项	脑卒中(1 个月内)	
	急性脊柱损伤(1 个月内)	
	择期行下肢关节置换术	
	髋关节、骨盆或下肢骨折	
	多发性创伤(1 个月内)	
3 分/项	年龄不低于 75 岁	
	有深静脉血栓病史	
	有深静脉血栓家族史	
	有肝素诱导的血小板减少症	
	有其他先天性或获得性血栓症	
	抗心磷脂抗体阳性	
	凝血酶原 20210A 阳性	
	因子 V Leiden 阳性	
	狼疮抗凝物阳性	
	血清同型半胱氨酸升高	
2 分/项	年龄为 61~74 岁	
	石膏固定(1 个月内)	
	卧床(超过 72 h)	
	恶性肿瘤(既往或现患)	
	中央静脉置管	
	接受过腹腔镜手术(超过 45 min)	
	接受过大手术(超过 45 min)	
	接受过关节镜手术	

续表

风险评估赋分	危险因素	得分
1分/项	年龄41~60岁	
	计划行小手术	
	肥胖(BMI>25 kg/m²)	
	异常妊娠	
	妊娠期或产后(1个月)	
	口服避孕药或激素替代治疗	
	需要卧床休息	
	有肠炎病史	
	下肢水肿	
	静脉曲张	
	有严重肺部疾病,包括肺炎(1个月内)	
	肺功能异常,慢性阻塞性肺疾病	
	急性心肌梗死	
	充血性心力衰竭(1个月内)	
	败血症(1个月内)	
	大手术(1个月内)	
	其他高危因素	

评分标准:0~1分为低危,2分为中危,3~4分为高危,5~7分为极高危。

第十节 社会支持评定量表

社会支持评定量表(social support rating scale,SSRS)是我国学者肖水源根据我国社情编制的适用于我国人群的社会支持评价量表(见表4-9),该量表分三个维度,分别为客观支持、主观支持和支持利用度;共包含

10个问题,其中问题2、6、7属于客观支持维度,问题1、3、4、5属于主观支持维度,问题8、9、10属于支持利用度维度。

表4-9　社会支持评定量表

评估内容	评分细则	分值	得分
1.您有多少关系密切,可以得到支持和帮助的朋友?(只选1项)	1个也没有	1	
	1~2个	2	
	3~5个	3	
2.最近一年来,您的居住情况是(只选1项)	远离家人,且独居一室	1	
	住处经常变动,多数时间和陌生人住在一起	2	
	和同学、同事或朋友住在一起	3	
	和家人住在一起	4	
3.您和邻居(只选1项)	相互之间从不关心,只是点头之交	1	
	遇到困难可能稍微关心	2	
	有些邻居很关心您	3	
	大多数邻居都很关心您	4	
4.您和同事(只选1项)	相互之间从不关心,只是点头之交	1	
	遇到困难可能稍微关心	2	
	有些同事很关心您	3	
	大多数同事都很关心您	4	
5.您从哪些家庭成员那里得到支持和照顾(在合适的选项上划"√")	A.夫妻(恋人)	每项从无计1分"极少"计2分"一般"计3分"全力支持"计4分	
	B.父母		
	C.儿女		
	D.兄弟姐妹		
	E.其他家庭成员(如姑嫂等)		

续表

评估内容	评分细则	分值	得分
6.过去,在您遇到急难情况时,曾经寻到的安慰和关心来自	无任何来源	0	
	下列来源(可选多项): A.配偶 B.其他家人 C.亲戚 D.朋友 E.同事 F.工作单位 G.党团工会等官方或半官方组织 H.宗教、社会团体等非官方组织 I.其他(请列出)	有几个来源就计几分	
7.过去,在您遇到急难情况时,曾经得到的安慰和关心的来源是	无任何来源	0	
	下列来源(可选多项): A.配偶 B.其他家人 C.亲戚 D.朋友 E.同事 F.工作单位 G.党团工会等官方或半官方组织 E.宗教、社会团体等非官方组织 I.其他(请列出)	有几个来源就计几分	

续表

评估内容	评分细则	分值	得分
8.您遇到烦恼时的倾诉方式为(只选1项)	从不向任何人倾诉	1	
	只向关系极为密切的1～2个人倾诉	2	
	如果朋友主动询问,您会说出来	3	
	主动倾诉自己的烦恼,以获得支持和理解	4	
9.您遇到烦恼时的求助方式为(只选1项)	只依靠自己,不接受别人的帮助	1	
	很少请求别人帮助	2	
	有时会请求别人帮助	3	
	困难时经常向家人、亲友、组织求援	4	
10.对于团体(如党团组织、宗教组织、工会、学生会等)组织的活动,您会(只选一项)	从不参加	1	
	偶尔参加	2	
	经常参加	3	
	主动参加并积极活动	4	
评定总分:	评分结果:	评估者签名	评定日期

量表计分与评估方法:总分即10个条目的计分之和,总分越高表示社会支持度越高,一般认为总分小于20分为获得的社会支持较少,20～30分为具有一般的社会支持度,30～40分为具有较为满意的社会支持度。

第五章　衰弱综合评估量表

衰弱综合评估工具(comprehensive frailty assessment instrument, CFAI)是由比利时根特大学的德维特(de Witte)等人编制的,该量表首次将环境评估纳入老年衰弱评估,主要用于对社区老年人的衰弱评估。CFAI 共有 23 个条目,分为四个维度:生理衰弱,由身体评估构成(4~12分);心理衰弱,由心情评估(5~20 分)和情感评估(3~15 分)两部分构成;社会衰弱,由社会关系评估(3~15 分)和社会支持评估(0~10 分)两部分构成;环境衰弱,由环境评估构成(5~25 分)。

2015 年 5~7 月,我国学者采用经过文化调试的 CFAI 及世界卫生组织生活质量简表(WHOQOL-BREF),对石家庄市 200 名社区老年人进行了评估。首次评估一周后,选取其中 30 名对象,采用 CFAI 进行第二次评估。评估结束后,六名老年医学专家对 CFAI 进行了内容效度评分,CFAI 总分与 WHOQOL-BREF 总分及两次 CFAI 评分进行 Pearson 相关分析,对 CFAI 进行因子分析,计算 CFAI 的克朗巴哈系数。

结果表明,翻译后的 CFAI(见表 5-1)的内容效度指数为 0.782;因子分析得到六个公因子,累积方差贡献率为 64.05%;CFAI 总分与 WHO-QOL-BREF 总分呈中度负相关($r = -0.764, p < 0.001$)。量表总分克朗巴哈系数为 0.837,重测相关系数 r 为 0.604~0.941($p < 0.001$)。这表

示翻译后的 CFAI 有较好的信度和效度,可用于对我国社区老年人的衰弱评估。

见表 5-1 衰弱综合评估工具

维度	条目		评分
身体评估	您的健康状况是否限制了右边的活动? 如果限制了,是多长时的活动?	1.比如拎购物包这种活动量低的活动 2.爬山或上楼 3.弯腰或提举物品 4.散步	1分:没有限制 2分:不到 3 个月 3分:超过 3 个月
心情评估	回想一下过去几个星期里,右边哪种情况比较适合您?	1.感到不高兴或压抑 2.觉得丧失自信 3.应对问题的能力下降 4.总觉得有压力 5.觉得自己没有价值	1分:一点也没有 2分:少于平时 3分:多于平时 4分:远多于平时
情感评估	右边哪种程度您认为比较符合现在的情况?	1.感到空虚 2.希望有人陪伴 3.经常感到被排斥	1分:非常不同意 2分:不同意 3分:不知道 4分:同意 5分:非常同意
社会关系评估	下面哪种程度您比较赞同?	1.我遇到困难时有足够可以依靠的人 2.我有很多可以完全信任的人 3.我有很多关系密切的朋友	1分:非常同意 2分:同意 3分:不知道 4分:不同意 5分:非常不同意
社会支持评估	假如有一段时间您不能从事家务活动,可以向谁去求助?(多选)	1.①配偶②儿子③儿媳 2.①女儿②女婿③子孙 3.①兄弟姐妹②亲戚③邻居④朋友	总分为 0~10 分,每缺失 1 个项目计 1 分

续表

维度	条目		评分
环境评估	右边描述哪项的程度符合您的居住情况？	1.居住条件差或房屋保养不好 2.居住环境不是很舒适 3.取暖困难 4.住得不舒服 5.不喜欢自己居住的社区	1分:非常不符合 2分:有点不符合 3分:不知道 4分:有点符合 5分:完全符合

注:衰弱总分为 20～97 分,20 分表示没有衰弱,97 分表示非常衰弱,分数越高表示衰弱程度越严重。

第六章　老年创伤患者虚弱评估量表

衰弱指数(frailty index,FI)是由米特尼茨基(A. Mitnitski)和洛克伍德(K. Rockwood)等在加拿大健康与老龄化研究(CSHA)数据的基础上提出的,FI 的条目主要包含体征、症状、心理、认知情况、疾病、实验室异常指标等。FI 的值越高,表示衰弱程度越严重,越容易发生不良结局。FI 值为实际情况的缺陷累积条目数除以总缺陷条目数,其中总缺陷条目可基于洛克伍德等设立的衰弱构建程序进行选择,一般要求总缺陷条目数至少为 30 条才能对不良结局产生预测效度。与 FP 相比,FI 可区分衰弱和非衰弱,同时可评估衰弱的严重程度,进而可以对老年人进行更为准确的风险预测。

第一节　埃德蒙顿虚弱量表

埃德蒙顿虚弱量表是由加拿大的罗尔夫松(D. B. Rolfson)教授等于 2006 年编制的,主要用于对老年人的临床评估。该量表包含九大维度、11 个条目,包括认知、总体健康状况、功能依赖、社会支持、药物使用、营养、情绪、大小便控制和功能状况。经研究,埃德蒙顿虚弱量表具有良好的信度和效度,其评估耗时短,内容简单,不需要进行老年医学专业测定,具有较强的可操作性与临床实用性,且国内已有对应的汉化版本(见表6-1)。但该量表要求受试者做起立-行走试验以测定其功能状态,如果将其直接运用于急诊老年创伤患者,可能会增加患者病情变化的风险,因此缺乏一定的临床实用性。此外,该量表也尚未对虚弱进行界定和严重程度分级。

标 6-1　埃德蒙顿虚弱量表

维度	项目	0 分	1 分	2 分
认知	请受试者想象给出的圆圈是一个表盘,然后补全表盘上的数字,并画出显示"11 点 10 分"时的指针位置	无误	有小的间距错误	有其他失误
总体健康状况	在过去的一年里,受试者住过几次院?	0	1～2 次	超过 2 次
	受试者如何评价自己的健康状况?	很好	一般	较差
功能依赖	下列活动中,受试者有多少需要帮助?(做饭,购物,乘车,打电话,做家务,洗衣服,管理财务,服药)	0～1 项	2～4 项	5～8 项
社会支持	当受试者需要帮助时,能随时找到可以提供帮助的人吗?	总是能	有时能	很少能
药物使用	受试者现在长期服用 5 种或以上的处方药吗?	否	是	—
	受试者经常忘记服用应当服用的处方药吗?	否	是	—

续表

维度	项目	0分	1分	2分
营养	受试者最近有因体重减轻而感到衣物变得宽松吗？	否	是	—
情绪	受试者有感到伤心或是情绪低落吗？	否	是	—
大小便控制	受试者有控制不住大小便的情况吗？	否	是	—
功能状况	受试者完成起立-行走试验的耗时情况	0～10 s	11～12 s	超过 20 s 或需要帮助

第二节　生理表现型虚弱测评量表

弗里德(L. P. Fried) 等提出的生理表现型虚弱测评量表(见表 6-2)表明,虚弱的典型表现包括非自主性体重下降、疲劳、体力下降、可测量的握力下降和步行速度下降五项内容,调查者通过简单的量表评估和仪器测试即可完成。生理表现型虚弱测评量表具有操作简单、耗时少等优势,但应用于老年创伤患者时仍存在一定的局限性,主要体现在以下三个方面:

(1)力的测量无法排除创伤后短时疼痛及麻醉所致的握力下降,因此不能反映患者整体的健康状态。

(2)这种评估方法需要患者下床行走以测定步行速度,对于病情不稳定、需要紧急救治的老年创伤患者而言,可能存在导致病情加重的风险。

(3)缺乏对受试者认知功能的评估。

表 6-2　生理表现型虚弱测评量表

序号	项目	标准
1	非自主性体重下降	过去 1 年中体重下降超过 4.5 kg
2	自觉疲惫,上周内超过 3 天出现右侧的情况	做任何事都觉得费力,缺乏干劲
3	肌力下降,其中握力取决于性别和 IBM	男性: BMI 不超过 24 kg/m²,握力不超过 29 kg BMI 为 24.1～28.0 kg/m²,握力不超过 30 kg BMI 超过 28 kg/m²,握力不超过 32 kg 女性: BMI 不超过 23 kg/m²,握力不超过 17 kg BMI 为 23.1～26.0 kg/m²,握力不超过 17.3 kg BMI 为 26.1～29.0 kg/m²,握力不超过 18 kg BMI 超过 29 kg/m²,握力不超过 21 kg
4	躯体功能下降(步行速度下降)	男性身高超过 173 cm,女性身高超过 159 cm 时,步行 4.5 m 时间超过 7 s 男性身高不超过 173 cm,女性身高不超过 159 cm 时,步行 4.5 m 时间超过 6 s
5	躯体活动量降低	男性低于 1600 kJ,女性低于 1109 kJ

第三节　蒂尔堡衰弱指标量表

蒂尔堡衰弱指标量表(Tilburg frailty index,TFI)是由荷兰学者戈本斯(R. J. J. Gobbens)等人根据衰弱整合理论模型,于 2010 年编制而成。该量表由两部分组成,第一部分包括人口学特征、慢性疾病状况和生活事件等10 个条目,但不参与计分;第二部分包括身体、心理和社会三个维度,共计

15个条目,其中身体维度包含身体健康、无故的体重下降、平衡能力差、行走困难、视力差、听力差、双手无力、身体疲乏8个条目,心理维度包含记忆力减退、抑郁症状、焦虑情绪、应对能力下降4个条目,社会维度包含社会关系缺乏、社会支持减少、独居3个条目。各条目采用"是"(计1分)或"否"(计0分)二分类计分法,总分为0～15分,得分不低于5分则判定为衰弱。

目前,蒂尔堡衰弱指标量表已被翻译为多种语言,并在多国使用,其在国外最早是用于大规模的初级卫生保健工作。有研究结果表明,该量表对老年人的不良健康结局有较好的预测作用。用 TFI 与 GFI 等衰弱测评工具对430名社区居住的老年人进行了为期1年的随访,结果显示 TFI 评价衰弱人群发生失能与住院的风险分别为非衰弱人群的2倍及2倍以上。蒂尔堡衰弱指标量表可以预测住院、失能等不良结局。赵雅宜等于2015年用 TFI 和 FP 对南京市14家养老机构的477名老年人进行了调查,结果显示 TFI 和 FP 均可用于对养老机构老年人衰弱状况的筛查,TFI 对失能的预测效能优于 FP。2017年,我国学者董莉娟对 TFI 进行了汉化(见表6-3),并以社区老年人住院为状态变量,拟合后 ROC 曲线的结果显示 AUC 为0.65,可见其对社区老年人住院的预测效能较低。

表6-3　蒂尔堡衰弱指标量表

	身体健康
	无法解释的体重减轻
	行走困难
	平衡困难
躯体虚弱	听力问题
	视力问题
	握力下降
	疲劳

续表

	身体健康
	无法解释的体重减轻
	行走困难
躯体虚弱	平衡困难
	听力问题
	视力问题
	握力下降
	疲劳
	记忆力
心里衰退	抑郁
	焦虑
	应对能力
	独居
社会衰弱	社会关系
	社会支持

第四节　格罗宁根虚弱指数量表

格罗宁根虚弱指数量表(Groningen frailty indicator,GFI)是由荷兰学者史蒂夫林克(N. Steverink)等于 2001 年编制的自我报告式综合性衰弱测评工具(见表 6-4),用于评估居家和养老院老年人的衰弱状况。该量表包含身体、认知、社会、心理四个维度,其中身体维度包含购物、如厕、穿衣、散步、自评健康、自然体重下降、视力、听力和多重用药九个条目,认知维度由单一条目即记忆力构成,社会维度包含社会关系参与、关心他人、帮助他人三个条目,心理维度包含抑郁和平静两个条目,共计 15 个条目。量表各条目均采用"是"(计 1 分)或"否"(计 0 分)二分类计分法,总分为 0~15 分,临界值为 4 分,超过 4 分则判定为衰弱,分数越高表示衰弱程度越严重。

表 6-4　格罗宁根虚弱指数量表

	购物
	如厕
	穿衣
	散步
躯体维度	自评健康
	自评体重下降
	视力
	听力
	多重用药(服用多于 4 种的处方药)
认知维度	记忆力
	社会关系参与
社会维度	关心他人
	帮助他人
心理维度	抑郁
	平静

第五节　老年创伤患者虚弱评估量表

老年创伤患者虚弱评估量表如表 6-5 所示。

表 6-5　老年创伤患者虚弱评估量表

一般健康状态		
过去一年受试者住过几次院(门急诊除外)	0分:0次 0.5分:1~2次 1分:2次以上	
入院前一周,受试者每夜平均睡眠多少小时	0分:超过7 h 0.33分:6~7 h 0.67分:5~6 h 1分:小于5 h	
受试者近一年体重下降超过5 kg(无故意节食或减肥)	0分:否 1分:是	
近一个月,受试者是否每日服用3种及以上的处方药	0分:否 1分:是	
受试者的上臂肌围	男性: 0分:不低于22.8 cm 0.33分:20.2~22.7 cm 0.67分:15.3~22.1 cm 1分:低于15.2 cm	女性: 0分:不低于20.9 cm 0.33分:18.6~20.8 cm 0.67分:14.0~18.5 cm 1分:低于13.9 cm
清蛋白	0分:不低于35 g/L 0.5分:25~34.9 g/L 1分:<25 g/L	
日常活动能力		
平地行走是否需要帮助	0分:不需要帮助 0.5分:需要部分帮助 1分:完全依赖他人	
下蹲是否存在困难	0分:否 1分:是	
日常进食是否需要帮助	0分:不需要帮助 0.5分:需要部分帮助 1分:完全依赖他人	

续表

是否能独完成家务劳动(如拖地、擦玻璃)	0分:是 1分:否
是否能独立管理财务	0分:是 1分:否
是否能提起 5 kg 及以上的重物(如一个西瓜)	0分:是 1分:否
是否能独自上下 2 层楼梯	0分:是 1分:否
认知能力	
100 减 7 等于多少,再减 7 等于多少	0分:完全正确 0.5分:部分正确 1分:完全错误
请受试者在纸上画一个钟表,标出所有的数字,并指示出 11 点 10 分	0分:能正确指示时间 0.33分:能在表盘上标出具体数字 0.67分:只能画出一个完整的圆圈 1分:不能画出一个完整的圈
检查者说三样东西的名称,讲完之后请受试者重复说一遍	0分:完全正确 0.5分:部分正确 1分:完全错误
心理状态	
近一个月受试者是否感到疲倦或力不从心	0分:否 1分:是
近一个月受试者是否感到伤心或是情绪低落	0分:否 1分:是
基础疾病	
是否有确诊的高血压	0分:否 1分:是

续表

是否有确诊的糖尿病	0分:否 1分:是
是否有确诊的心脏病	0分:否 1分:是
是否有确诊的慢性肺部疾病	0分:否 1分:是
是否有确诊的慢性肾脏疾病	0分:否 1分:是
是否患过脑卒中	0分:否 1分:是

第七章　老年患者综合评估衰弱量表

老年患者综合评估衰弱量表（care partner-frailty index-comprehensive geriatric assessment，CP-FI-CGA）是由加拿大研究者犹大·戈尔茨坦（Judah Goldstein）于 2015 年发表在《老龄和老龄化》（*Age and Ageing*）杂志上的一篇文章，问卷的条目内容来自 2014 年该作者的一篇文章，2013 年还对该量表的内容进行了一项实用性和接受性研究。该量表包括 44 个条目，将衰弱分为三个等级（低于 0.3 为轻度衰弱，0.3～0.5 为中度衰弱，超过 0.5 为重度衰弱）。相比之下，临床衰弱等级量表（CFS）把一个人的健康分为九个等级（非常健康、健康、维持健康、脆弱易损伤、轻度衰弱、中度衰弱、严重衰弱、非常严重的衰弱和终末期）

有专家评价了该量表的内容效度，在选定的四所医院中，对该量表进行了条目区分度、重测信度、内部一致性信度、评定者间信度、折半信度、校标关联效度、结构效度等的检验。其抽取了 300 名老年患者，对其进行 CP-FI-CGA 问卷的信度和效度检验，并对其进行了一般资料、CP-FI-CGA 和 CFS 的资料收集，对数据进行了统计分析。通过专家咨询，该问卷的平均内容效度 S-CVI/Ave 为 0.986；信度检测方面，重测信度为 0.970，评定者间信度为 0.995，折半信度为 0.851；效度检测方面，FI 与 CFS 的简单相关系数为 0.796，与年龄的相关系数为 0.486；结构效度方面,各条目得分与衰弱指数得分的相关系数为 $0.019 \sim 0.636(p < 0.05)$；内部一致性效度方面,内部一致性克朗巴哈系数为 0.843。条目的长度、条目的内容清晰度以及问卷内容范围的接受性为 100%,问卷的长度接受性为 98.67%,完成时间为 $(5.45 \pm 0.650)\min$,患者衰弱指数的计算结果为 (0.32 ± 0.165) 分,CFS 等级为 (5.04 ± 1.483) 级,两者的相关系数为 $0.819(p < 0.05)$,呈正相关。

老年患者综合评估衰弱量表如表 7-1 所示。

表 7-1 老年患者综合评估衰弱量表

1.高血压二级以上(超过 149/99 mmHg)或一级高血压达 3 年	有:1分 无:0分	23.视力有问题且影响正常生活	有:1分 无:0分
2.心脏病引起不适症状	有:1分 无:0分	24.非生理原因导致的食欲下降	有:1分 无:0分
3.脑卒中及其后遗症	有:1分 无:0分	25.存在平衡问题	有:1分 无:0分
4.关节疼痛或受限而影响活动	有:1分 无:0分	26.头昏/头晕	有:1分 无:0分
5.帕金森病影响日常生活	有:1分 无:0分	27.辅助行走(他人帮助或者陪同)	有:1分 无:0分
6.口腔有疾病且影响正常生活	有:1分 无:0分	28.扶住家具、墙等以防摔倒	有:1分 无:0分
7.肺或呼吸系统的疾病	有:1分 无:0分	29.从座位上独自站起有困难	完全有:1分 需要部分帮助:0.5分 无:0分

续表

8.胃部疾病	有:1分 无:0分	30.行走有困难	完全有:1分 部分帮助:0.75分 走路慢:0.25分 没有:0分
9.肾脏有疾病且影响日常生活	有:1分 无:0分	31.有肠道相关问题	是:1分 有时:0.5分 否:0分
10.糖尿病	有:1分 无:0分	32.有膀胱相关问题	是:1分 有时:0.5分 否:0分
11.足部有疾病且影响正常生活	有:1分 无:0分	33.进食有困难	有:1分 一些帮助:0.5分
12.皮肤有疾病且影响正常生活	有:1分 无:0分	34.沐浴有困难	有:1分 一些帮助:0.5分
13.近期骨折	有:1分 无:0分	35.穿衣有困难	有:1分 一些帮助:0.5分
14.甲状腺有疾病且影响正常生活	有:1分 无:0分	36.近期做过大手术(6个月内)	有:1分 无:0分
15.有跌倒史	有:1分 无:0分	37.购物有困难	有:1分 一些帮助:0.5分
16.有睡眠问题	有:1分 无:0分	38.洗漱有困难	有:1分 一些帮助:0.5分
17.抑郁	有:1分 无:0分	39.煮饭有困难	有:1分 一些帮助:0.5分
18.焦虑	有:1分 无:0分	40.管理钱财有困难	有:1分 一些帮助:0.5分
19.容易疲惫	有:1分 无:0分	41.自行服用药物有困难	有:1分 一些帮助:0.5分

续表

20.记忆力有问题	有:1分 无:0分	42.健康状况	很差:1分 较差:0.5分 一般:0.25分 很好:0分
21.交流有问题	有:1分 无:0分	43.体重下降(6个月内体重下降超过5 kg)	有:1分 无:0分
22.听力有问题且影响正常生活	有:1分 无:0分	44.虚弱	是:1分 否:0分

主要参考文献

一、中文文献

[1]妞建中,陆猛,夏昭林.应用OARS问卷对社区老年人ADL功能的调查[J].上海预防医学,1998,10(7):301-304.

[2]乔玉凤,刘学军,杜毓锋,等.基于照护者的老年综合评估衰弱指数问卷的汉化及信效度检验[J].中华老年病研究电子杂志,2016,3(3):16-23.

[3]王坤,陈长香,李淑杏.衰弱综合评估工具的汉化及信效度检验[J].中国康复理论与实践,2017,23(1):72-76.

二、外文文献

[1]STUCK A E, SIU A L, WIELAND G D, et al. Comprehensive geriatric assessment: a meta-analysis of controlled trials[J]. Lancet, 1993, 342(8878): 1032-1036.

[2]GEORGE L K, FILLENBAUM G G. OARS methodology, a decade of experience in geriatric assessment[J]. Journal of the American Geriatrics Society, 1985, 33(9): 607-615.

[3]GURLAND B, GOLDEN R R, TERESI J A, et al. The short care: an efficient instrument for the assessment of depression, dementia and disability[J]. Journal of Gerontology, 1984, 39(2): 166-169.

[4]GURLAND B, KURIANSKY J, SHARPE L, et al. The comprehensive assessment and referral evaluation (CARE)—rationale, development and reliability[J]. The International Journal of Aging and Human Development, 1978, 8(1): 9-42.

[5]LAWTON M P. A research and service oriented multilevel assessment instrument[J]. Journal of Gerontology, 1982, 37(1): 91-99.

[6]GEORGE L K, PALMORE E, COHEN H J. The Duke center for the study of aging: one of our earliest roots[J]. Gerontologist, 2014, 54(1): 59-66.

[7]ALEXANDRINO-SILVA C, ALVES T F, TOFOLI L F, et al. Psychiatry life events and social support in late life depression[J]. Clinics, 2011, 66(2): 233-238.

[8]HAYWOOD K L, GARRATT A M, FITZPATRICK R. Older people specific health status and quality of life: a structured review of self-assessed instruments[J]. Journal of Evaluation in Clinical Practice, 2005, 11(4): 315-327.

[9]LIAM S, FLETCHER A E, STIRLING S, et al. Randomised comparison of three methods of administering a screening questionnaire to elderly people: findings from the MRC trial of the assessment and management of older people in the community[J]. BMJ, 2001, 323(7326): 1403-1407.

[10]RAI G S, KELLANDA P, RAI S G, et al. Quality of life

cards-a novel way to measure quality of life in the elderly[J]. Archives of Gerontology and Geriatrics, 1995, 21(3): 285-289.

[11]DE LEO D, DIEKSTRA R F, LONNQVIST J, et al. Leipad, an internationally applicable instrument to assess quality of life in the elderly[J]. Behavioral Medicine, 1998, 24(1): 17-27.

[12]BRANDAO M P, MARTINS L, PHILP I, et al. Reliability and validity of the easycare—2010 standard to assess elderly people in Portuguese primary health care[J]. Atención Primaria, 2017, 49(10): 576-585.

[13]CRAIG C, CHADBORN N, SANDS G, et al. Systematic review of easy-care needs assessment for community-dwelling older people [J]. Age and Ageing, 2015, 44(4): 559-565.

[14]MELIS R J, VAN EIJKEN M I, TEERENSTRA S, et al. A randomized study of a multidisciplinary program to intervene on geriatric syndromes in vulnerable older people who live at home (Dutch easy-care study)[J]. The Journals of Gerontology, Series A: Biological Sciences and Medical Sciences, 2008, 63(3): 283-290.

[15]PHILIP K E, ALIZAD V, OATES A, et al. Development of easy-care, for brief standardized assessment of the health and care needs of older people: with latest information about cross-national acceptability [J]. Journal of the American Medical Directors Association, 2014, 15(1): 42-46.

[16]JOHN E M, MALMSTROM T K, MILLER D K. A simple frailty questionnaire (FRAIL) predicts outcomes in middle aged African Americans[J]. The Journal of Nutrition, Health & Aging, 2013, 16(7):

601-608.

[17] MORLEY J E. Rapid geriatric assessment: secondary prevention to stop age-associated disability[J]. Clinics in Geriatric Medicine, 2017, 33(3): 431-440.

[18]MENA-MADRAZO J A, MARISCAL-MARTINEZ B E, LEON-QUINTERO M, et al. Use of the Spanish version of the rapid geriatric assessment in Mexican patients in long-term care[J]. Journal of the American Medical Directors Association, 2017, 18(10): 891-892.

[19]ROLLAND Y, PERRIN A, GARDETTE V, et al. Screening older people at risk of malnutrition or malnourished using the simplified nutritional appetite questionnaire (SNAQ): a comparison with the mini-nutritional assessment (MNA) tool[J]. Journal of the American Medical Directors Association, 2012, 13(1): 31-34.

[20] KONDRUP J, ALLISON S P, ELIA M, et al. Espen guidelines for nutrition screening 2002[J]. Clinical Nutrition, 2003, 22(4): 415-421.

[21]PAICE J A, COHEN F L. Validity of a verbally administered numeric rating scale to measure cancer pain intensity [J]. Cancer Nursing, 1997, 20(2): 88-93.

[22]MAHONEY F. Functional evaluation: the barthel index[J]. Maryland Medical Journal, 1965, 14(1): 61-65.

[23]MORSE J M, MORSE R M, TYLKO S J. Development of a scale to identify the fall-prone patient[J]. Canadian Journal on Aging, 1989, 8(10): 366-377.

[24]SOCIETY A G, SOCIETY G, OF A A, et al. Guideline for

the prevention of falls in older persons[J]. Journal of the American Geriatrics Society, 2010, 49(5): 664-672.

[25]MORSE J M, BLACK C, OBERLE K, et al. A prospective study to identify the fall-prone patient[J]. Social Science & Medicine, 1989, 28(1): 81-86.

[26] BERGMAN-EVANS B, CUDDIGAN J, BERGSTROM N. Pressure ulcers in adults: prediction and prevention[J]. Journal of Geriatric Drug Therapy, 1995, 9(2): 5-18.

[27]LEE A, LEVINE M N. Venous thromboembolism and cancer: risks and outcome[J]. Circulation, 2003, 107(23 Suppl. 1): 17-21.

[28]BAHL V, HU H M, HENKE P K, et al. A validation study of a retrospective venous thromboembolism risk scoring method[J]. Annals of Surgery, 2010, 251(2): 344-350.

[29] YESAVAGE J A, BRINK T L, ROSE T L, et al. Development and validation of a geriatric depression screening scale: a preliminary report[J]. Journal of Psychiatric Research, 1982, 48(1): 37-41.

[30]DE WITTE N, GOBBENS R, DE DONDER L, et al. The comprehensive frailty assessment instrument: development, validity and reliability[J]. Geriatric Nursing, 2013, 34(4): 274-281.

[31] BURN R, HUBBARD R E, SCRASE R J, et al. A frailty index derived from a standardized comprehensive geriatric assessment predicts mortality and aged residential care admission[J]. BMC Geriatrics, 2018, 18(1): 319-328.

[32] FRIED L P, TANGEN C M, WALSTON J, et al. Frailty in

older adults: evidence for a phenotype[J]. The Journals of Gerontology, Series A: Biological Sciences and Medical Sciences, 2001, 56 (3): M146-156.

[33]GOBBENS R J, VAN ASSEN M A, LUIJKX K G, et al. Testing an integral conceptual model of frailty[J]. Journal of Advanced Nursing, 2012, 68(9): 2047-2060.

[34]GOBBENS R J, VAN ASSEN M A, LUIJKX K G, et al. The predictive validity of the tilburg frailty indicator: disability, health care utilization, and quality of life in a population at risk[J]. Gerontologist, 2012, 52(5): 619-631.

[35]DE ROECK E E, DURY S, DE WITTE N, et al. CFAI-plus: adding cognitive frailty as a new domain to the comprehensive frailty assessment instrument[J]. International Journal of Geriatric Psychiatry, 2018, 33(7): 941-947.

[36] ENSRUD K E, EWING S K, TAYLOR B C, et al. Comparison of 2 frailty indexes for prediction of falls, disability, fractures, and death in older women[J]. Archives of Internal Medicine, 2008, 168(4): 382-389.

[37]KOJIMA G, ILIFFE S, WALTERS K. Frailty index as a predictor of mortality: a systematic review and meta-analysis[J]. Age and Ageing, 2018, 47(2): 193-200.

[38]KWAN J S, LAU B H, CHEUNG K S. Toward a comprehensive model of frailty: an emerging concept from the Hong Kong centenarian study[J]. Journal of the American Medical Directors Association, 2015, 16(6): 531-537.

[39]PETERS L L, BOTER H, BUSKENS E, et al. Measurement properties of the Groningen frailty indicator in home-dwelling and institutionalized elderly people [J]. Journal of the American Geriatrics Society, 2013, 61(9): 1537-1551.

[40]ROCKWOOD K, SONG X, MACKNIGHT C, et al. A global clinical measure of fitness and frailty in elderly people[J]. Canadian Medical Association Journal, 2005, 173(5): 489-495.

[41]ROCKWOOD K, MITNITSKI A. Frailty in relation to the accumulation of deficits[J]. The Journals of Gerontology, Series A: Biological Sciences and Medical Sciences, 2007, 62(7): 722-727.

[42]ROLFSON D B, MJUMDAR S R, TSUYKE R T, et al. Validity and reliability of the Edmonton Frail scale[J]. Age and Ageing, 2006, 35(5): 526-529.

[43]STEVERINK N, SLAETS J P J, SCHUURMANS H, et al. Measuring frailty: developing and testing the GFI (Groningen frailty indicator)[J]. Gerontologist, 2001, 41(1): 236-237.

[44]SEARLE S D, MITNITSKI A, GAHBAUER E A, et al. A standard procedure for creating a frailty index [J]. BMC Geriatrics, 2008, 8(24): 1-10.

[45]THEOU O, BROTHERS T D, MITNITSKI A, et al. Operationalization of frailty using eight commonly used scales and comparison of their ability to predict all-cause mortality[J]. Journal of the American Geriatrics Society, 2013, 61(9): 1537.

[46]GOLDSTEIN J, HUBBARD R E, MOORHOUSE P, et al. The validation of a care partner-derived frailty index based upon compre-

hensive geriatric assessment (CP-FI-CGA) in emergency medical services and geriatric ambulatory care[J]. Age and Ageing, 2015, 44(2): 327-330.

[47]GOLDSTEIN J, TRAVERS A, HUBBARD R, et al. Assessment of older adults by emergency medical services: methodology and feasibility of a care partner comprehensive geriatric assessment (CP-CGA)[J]. CJEM, 2014, 16(5): 370-377.

[48]GOLDSTEIN J, HUBBARD R E, MOORHOUSE P, et al. Feasibility of using information derived from a care partner to develop a frailty index based on comprehensive geriatric assessment [J]. The Journal of Frailty & Aging, 2013, 2(1): 15-21.

[49]GUILLEMIN F, BOMBARDIER C, BEATON D. Cross-cultural adaptation of health-related quality of life measures: literature review and proposed guide lines[J]. Journal of Clinical Epidemiology, 1993, 46(12): 1417-1432.

[50]International Council of Nurses. Translation guidelines for international classification for nursing practice(ICNP)[M]. Geneva: Lmprimerie Fornara, 2008.